Acacio silas Samuel

Intervención domiciliaria de Enfermería a pacientes con AVE y cuidador

Acacio silas Samuel

Intervención domiciliaria de Enfermería a pacientes con AVE y cuidador

la calidad de vidad a pacientes con accidente vascular encefálico y sus cuidadores

PUBLICIA

Imprint
Any brand names and product names mentioned in this book are subject to trademark, brand or patent protection and are trademarks or registered trademarks of their respective holders. The use of brand names, product names, common names, trade names, product descriptions etc. even without a particular marking in this work is in no way to be construed to mean that such names may be regarded as unrestricted in respect of trademark and brand protection legislation and could thus be used by anyone.

Cover image: www.ingimage.com

Publisher:
PUBLICIA
is a trademark of
International Book Market Service Ltd., member of OmniScriptum Publishing Group
17 Meldrum Street, Beau Bassin 71504, Mauritius

Printed at: see last page
ISBN: 978-620-2-43201-6

Zugl. / Aprobado por: La Habana, Universidad de Ciencias Médicas, Tesis Doctoral, 2017

DEDICATORIA

- A mis padres, por el ejemplo que me dieron
- A mi esposa por su apoyo, confianza y paciencia
- A mis hijos, por constituir mi principal fuente de inspiración

AGRADECIMIENTOS

- A la Facultad de Enfermería Lidia Doce, en la Habana, por haberme permitido incursionar en su Programa de formación doctoral
- A la Universidad de Ciencias Médica de La Habana
- Al Dr. C. Mario Avila Sánchez, mi tutor
- Al Presidente de la Comisión Ejecutiva de la Clínica Girasol Sr. Antonio Filipe Junior por todo el apoyo en la concresión de la investigación.

SÍNTESIS

La Enfermedad Cerebro Vascular es considerada la primera causa de discapacidad y limitaciones en personas adultas en países desarrollados y no desarrollados lo que afecta directamente la calidad de vida de estas en relación con la salud. El paciente que sobrevive a un Accidente Vascular Encefálico (AVE) requerirá de un largo proceso de recuperación el que deberá cursarlo en el hogar. El insuficiente conocimiento de la familia para cuidar al paciente, requiere de la preparación de estos por el equipo de salud, donde juega un papel preponderante el personal de Enfermería, lo que justifica el compromiso del autor de diseñar una Estrategia de intervención domiciliaria de Enfermería para mejorar la calidad de vida relacionada con la salud a pacientes con AVE y sus cuidadores. Con el empleo de métodos del nivel teórico y empírico, así como matemáticos se realizó el proceso investigativo. El universo de estudio quedo constituido por la totalidad de los pacientes afectos de AVE, de la comunidad de Cazenga, que ingresaron en la Clínica Girasol, en el año 2015, así como sus 97 cuidadores. Luego de determinar referentes teóricos para el sustento del diseño, a ambos grupos se les aplicó sendas encuestas, que permitieron caracterizarlas e identificar los problemas que afectan las dimensiones identificadas de calidad de vida relacionada con la salud. Se aplica luego de diseñada la propuesta una encuesta a 51 especialistas y 31 directivo que valoran la estrategia diseñada, con niveles de coincidencia por mayoría en la efectividad de la propuesta.

ÍNDICE

INTRODUCCIÓN

Las enfermedades cerebro vasculares (ECV) comprenden un conjunto de trastornos de la vasculatura cerebral que conllevan a una disminución del flujo sanguíneo en el cerebro (FSC) con la consecuente afectación, de manera transitoria o permanente, de la función de una región generalizada del cerebro o de una zona pequeña o focal, sin que exista otra causa aparente que el origen vascular. La enfermedad cerebro vascular trae como consecuencia procesos isquémicos (de falta de sangre) o hemorrágicos (derrames), con la consiguiente aparición o no de sintomatología o secuelas neurológicas. (1)

La ECV es considerada la primera causa de discapacidad y limitaciones en personas adultas en países desarrollados y no desarrollados, según la Organización Mundial de Salud (OMS) lo que afecta directamente la calidad de vida relacionada con la salud de éstas. Los mismos llevan una prolongada estadía intrahospitalaria con el consiguiente aumento del costo financiero que ello conlleva. (2)

En 1990, la ECV fue la segunda causa de muerte a nivel mundial, cobrando las vidas de más de 4,3 millones de personas. En la actualidad la cifra de muertes por esta causa supera los 5 millones anuales, lo que equivale a una de cada 10 muertes. Ocupan el tercer lugar como causa de muerte en el mundo occidental, después de la cardiopatía isquémica y el cáncer, y la primera causa de invalidez en personas adultas mayores de 65 años. (3, 4, 5)

Al menos la mitad de los pacientes neurológicos, en términos generales, tienen algún tipo de enfermedad de esta índole. De todas las causas de ECV, la isquemia cerebral (infarto cerebral) es la entidad más incidente y prevalente entre todas las enfermedades cerebro vasculares.

La ECV fue la quinta causa de pérdida de productividad, medido por los años de vida ajustados por discapacidad. Ello incluye los años de pérdida de productividad por muerte o grados de discapacidad. Causaron 38,5 millones de años de vida ajustados por incapacidad en todo el mundo. (4)

El Accidente Cerebro Vascular o Vascular Encefálico (AVE por sus siglas) es una enfermedad que genera discapacidad crónica, con pérdida de la independencia y autonomía a menudo, lo que presupone la necesidad de alguien para ayudar al paciente en sus dificultades para realizar las actividades diarias. (6)

Las estadísticas muestran que mantener a una persona luego del AVE acarrea gastos financieros relacionados con los procesos de rehabilitación a que conllevan; además el desconocimiento de la familia para cuidar al paciente en la mayoría de los casos provoca el re internamiento, con el consiguiente aumento de riesgo de infecciones intrahospitalarias, todo lo cual afecta la calidad de vida relacionada con la salud de los mismos.

Los cuidados en el hogar son elementos clave para el tratamiento, mientras que el periodo de rehabilitación después de un AVE puede ser extenso. Por tanto, la familia, proveedora directa de dicha atención, debe estar preparada para este fin. (7)

Es cada vez más frecuente la atención del paciente en el hogar, lo que exige a los familiares prepararse para brindar una atención adecuada y utilizar todos los recursos que están al alcance en el hogar, con el objetivo de poder manejar las situaciones que se presenten en cada caso, según el diagnóstico de la persona que es atendida cuyo único fin es mejorar la calidad de vida relacionada con la salud y la atención a los pacientes y familiares. [8]

El cuidador familiar, conocido como cuidador informal, es la persona que cuida de una persona de edad avanzada, o no, de su propia familia. Puede ser uno de los miembros de su familia, esposa(o), hija(o) o su hermana(o), que cuida voluntariamente de la persona sin recibir remuneración. La función del cuidador es acompañar y ayudar a la persona a cuidarse, al realizar por ella las actividades que no puede desarrollar sola. [8, 9, 10]

En ocasiones, la situación se complica porque se debe brindar cuidados y atención especializada; tanto el profesional en Enfermería, así como los familiares, se encuentran con barreras e impedimentos para la atención. Generalmente, los hogares no están diseñados para el manejo idóneo de la persona enferma (muebles, gradas, servicios sanitarios, entre otros). La familia la mayoría de las veces, en lugar de propiciar la recuperación al paciente, la empeora, por desconocimiento de la atención básica que se requiere. [8] Algunas deficiencias no pueden pasar inadvertidas y deben solucionarse con medidas simples y fáciles, que han de enseñárseles a quienes cuidan a la persona enferma. Para llevarlas a la práctica, el ingenio será su principal aliado.

El autor contextualiza su estudio en Cazenga, municipio y comuna perteneciente a Luanda, Angola. Tiene una extensión superficial de 38,6 km² y 1.250000 habitantes. En esta comunidad el comportamiento de los AVE es similar al cuadro declarado por la O.M.S. Posee condiciones insalubres y sus pobladores poseen bajos ingresos y recursos materiales limitados que repercuten en las condiciones higiénicos sanitarias indispensables para el mantenimiento de una calidad de vida en el orden general. [(11)]

Las vivencias acumuladas por el autor en los diecinueve años como Licenciado en Enfermería y cinco años como coordinador de cuidados domiciliarios (Home Care) en la Clínica Girasol, unido al análisis documental realizado, le posibilitó plantear la siguiente **situación problemática** relacionada con la atención a pacientes con AVE y sus cuidadores, en la comunidad de Cazenga:

La cobertura al servicio de salud en la Atención Primaria de Salud es insuficiente y solo es solicitado por los familiares el profesional de Enfermería de un paciente, porque encuentran obstáculos y deficiencias por subsanar; se constata al realizar la visita al domicilio, aspectos de orden cultural, social, religioso, económico que se contraponen con la atención que debe brindársele a la persona enferma. Una vez establecida la relación profesional, la familia deja depositada su confianza en ella, hecho de enorme utilidad, porque facilitará el manejo de los recursos y las modificaciones.

Lo expresado evidencia la escasa orientación de profesionales a los cuidadores sobre el cuidado de sus familiares enfermos, por lo que el conocimiento de la familia para prodigar cuidados al paciente es escaso

La mayoría de los pacientes no son capaces de valerse por sí mismos y la llegada de la persona enferma a su casa significa gran alegría para los familiares; pero también, a veces, se convierte en un verdadero caos que deben superar.

La calidad de vida relacionada con la salud de los pacientes con AVE de la comunidad de Cazenga está afectada, requieren de otros que le brinden cuidados y carecen de los recursos mínimos indispensables en todos los órdenes desde lo económico a lo cognitivo.

Cuidar a una persona puede significar sentimientos muchas veces ambiguos por parte del cuidador, donde influyen el reconocimiento, la obligación, el deber, la retribución de los sentimientos acumulados durante la trayectoria de vida del paciente con el cuidador. Además, puede ser considerada tarea difícil, agotadora, que requiere mucha responsabilidad, dedicación, coraje, paciencia y fuerza de voluntad. [8]

No se evidencia en las búsquedas realizadas por el autor, referentes registrados de intervenciones de Enfermería domiciliaria para prodigar cuidados en pacientes con AVE en el área.

Los antecedentes referidos y la situación problemática planteada revelan la **contradicción** siguiente entre: la insuficiencia del cuidado domiciliario en pacientes con AVE que afecta la calidad de vida relacionada con la salud de estos y sus cuidadores, y lo que debe garantizar este cuidado en el mantenimiento de esta calidad de vida relacionada con la salud para ambos, paciente y cuidador.

La contradicción anterior posibilitó identificar el **problema científico:** ¿Cómo mejorar la calidad de vida relacionada con la salud en pacientes con Accidente

Vascular Encefálico y sus cuidadores, luego de alta hospitalaria en la comunidad de Cazenga?

Por lo que el **objeto de estudio** es el proceso de Intervención de Enfermería; y el **campo de acción:** la Intervención domiciliaria de Enfermería para mejorar calidad de vida relacionada con la salud a pacientes con Accidente Vascular Encefálico y sus cuidadores.

El compromiso del investigador se revela en el siguiente **objetivo general:** Diseñar una Estrategia de Intervención domiciliaria de Enfermería para mejorar la calidad de vida relacionada con la salud a pacientes con Accidente Vascular Encefálico y sus cuidadores en la comunidad de Cazenga.

Para lograr este compromiso se confeccionaron los **objetivos específicos:**

1. Determinar los referentes teóricos de calidad de vida en pacientes con Accidente Vascular Encefálico y los procesos de intervención en Enfermería.
2. Identificar las dimensiones afectadas de la calidad de vida relacionada con la salud de los pacientes con Accidente Vascular Encefálico en la comunidad de Cazenga.
3. Elaborar una Estrategia de Intervención domiciliaria de Enfermería para mejorar la calidad de vida relacionada con la salud a pacientes con Accidente Vascular Encefálico y sus cuidadores en la comunidad de Cazenga.
4. Valorar la Intervención domiciliaria de Enfermería para mejorar la calidad de vida relacionada con la salud a pacientes con Accidente Vascular Encefálico y sus cuidadores en la comunidad de Cazenga.

Para el logro de los objetivos trazados, bajo la concepción dialéctico-materialista, así como el uso de los procesos lógicos del pensamiento como la inducción deducción, el análisis y la síntesis, se emplearon métodos del nivel teórico y empírico.

Métodos del nivel teórico:

Histórico–lógico: permitió precisar el desarrollo y la evolución de los procesos y fenómenos objeto de estudio, las intervenciones de Enfermería, la calidad de vida en lo general y en particular la relacionada con la salud, así como lo relacionado con el Accidente Vascular Encefálico; en cuanto a sus características en el tiempo, además de profundizar en las particularidades de dicho proceso en la comunidad de Cazenga.

Análisis documental: se empleó con la finalidad de recopilar y registrar los principales fundamentos teóricos relacionados con el proceso de intervención en pacientes post Accidente Vascular Encefálico, así como lo relacionado a la calidad de vida relacionada con la salud y elementos de las regulaciones en el contexto investigado.

Sistematización: permitió establecer regularidades en relación con el proceso de Intervención. También favoreció la organización de los conocimientos en cada capítulo y epígrafes, al establecer las interrelaciones necesarias de forma tal que se expresara claramente la concepción dialéctica y cambiante del objeto como resultado de la actividad transformadora y su relación con el medio. Así como elaboró conclusiones y arribó a sus propias definiciones en cuanto a intervenciones, calidad de vida y teorías que abordan el cuidado.

Sistémico estructural y funcional: facilitó establecer el algoritmo de la propia intervención y las relaciones estructurales de la misma. Posibilitó realizar análisis multilaterales para modelar el objeto de investigación mediante la determinación de los elementos básicos que conformaron la intervención, la organización y la lógica en el planteamiento de postulados.

Modelación: se empleó para elaborar desde la abstracción, la representación de la intervención en Enfermería y sobre esta base, el modelo de la propuesta. Además, reprodujo de forma simplificada y subjetiva la Estrategia de Intervención domiciliar de Enfermería para mejorar la calidad de vida relacionada con la salud a pacientes con Accidente Vascular Encefálico y sus cuidadores.

Los **métodos del nivel empírico** empleados fueron:

Cuestionario: Permitió caracterizar a pacientes afectados por AVE y los cuidadores en cuanto a la calidad de vida relacionada con la salud, permitió explorar esta categoría y su comportamiento en dos momentos. Fue elaborado por el autor sobre el WHOQOL-bref de la OMS. [(12)]

Encuesta: Permitió con su aplicación explorar los criterios de los especialistas y los directivos en la consulta realizada a estos.

Consulta a especialistas: se aplicó a un grupo, seleccionado según criterios previamente establecidos, lo que permitió la valoración teórica de la Estrategia de Intervención propuesta.

Métodos estadísticos matemáticos: para el procesamiento de la información obtenida a través de los instrumentos del nivel empírico aplicados se utilizó el porcentaje, los resultados se presentaron en tablas y gráficos, así como el procesamiento se realizó con las pruebas de Kolmogorov-Smirnov y Chi–cuadrado de bondad de ajuste para medidas de tendencia central.

Población: el universo de estudio estuvo conformado por la totalidad de los pacientes que ingresaron en la Clínica Girasol con el diagnóstico médico de Accidente Vascular Encefálico en el período de tiempo comprendido entre enero–diciembre del año 2015, así como sus cuidadores en número de 97.

Novedad: Radica en el análisis que, desde la perspectiva del proceso de intervención de Enfermería, se realiza a el cuidado domiciliario, sustentado en acciones educativa a los cuidadores por el personal de Enfermería, coordinadas por este recurso humano de manera personalizada, con la integración de un equipo multidisciplinario, a partir del método científico de la profesión. Así como que no se constata en el área de estudio la existencia previa de este tipo de intervención.

Contribución a la teoría: contribuye a la Ciencia de la Enfermería a partir de las relaciones que se establecen entre: equipo multidisciplinario–paciente-cuidador, alternativas educativas–proceso de cuidado–calidad de vida relacionada con la salud, enfermero–paciente–cuidador y que se representa entre el cuidado–cuidador–autocuidado, así como lo relacionado con calidad de vida – dimensiones relacionadas con la salud y el paciente con AVE y su cuidador; relaciones que enriquecen la epistemología de esta ciencia.

Aporte práctico: Radica en que se ofrece una intervención de Enfermería en el domicilio, que propone acciones que implican al equipo multidisciplinario, el personal de Enfermería como coordinador, el propio paciente y su cuidador, que como soporte metodológico por su carácter flexible es generalizable, en un país donde la infraestructura del nivel primario de atención en salud es deficiente, demostrada su pertinencia y que permite convertir al enfermero en agente de cambio en el proceso salud enfermedad, al contribuir al mejoramiento de la calidad de vida relacionada con la salud del paciente aquejado por AVE y sus cuidadores.

La tesis está estructurada en tres capítulos. En el capítulo I se presenta un acercamiento a Calidad de Vida, Accidente Vascular Encefálico e intervenciones de Enfermería; en el capítulo II se presentan las afectaciones en la calidad de vida en los pacientes con Accidente Vascular Encefálico en la comunidad de Cazenga; y en el capítulo III se presenta la estructura y dinámica de la Estrategia de Intervención domiciliar de Enfermería para mejorar la calidad de vida relacionada con la salud a pacientes con Accidente Vascular Encefálico, y sus cuidadores en la comunidad de Cazenga.

El autor ha socializado los resultados de su investigación en eventos nacionales e internacionales, así como a través de la publicación de artículos en revistas indexadas.

CAPÍTULO I.

ACERCAMIENTO A CALIDAD DE VIDA, ACCIDENTE VASCULAR ENCEFÁLICO E INTERVENCIONES DE ENFERMERÍA

CAPÍTULO I. ACERCAMIENTO A LA ENFERMERÍA, CALIDAD DE VIDA, ACCIDENTE VASCULAR ENCEFÁLICO E INTERVENCIONES DE ENFERMERÍA, POSICIONAMIENTOS TEÓRICOS

El presente capítulo describe desde los referentes teóricos relacionados con las principales categorías abordadas, se expone la problemática de los Accidentes Vasculares Encefálicos y su repercusión en la calidad de vida en los pacientes y en sus cuidadores, a nivel mundial, en los países en desarrollo, y en particular, en la Comunidad de Kazenga, provincia de Luanda.

1.1 Enfermería. Evolución y desarrollo

La Enfermería, al igual que en cualquier otra profesión, es un producto social que adopta en cada época de la historia la forma que le es posible en las circunstancias de referencia. (13)

En el transcurso del tiempo, en todas las culturas han existido personas dedicadas al cuidado de la salud. Entre las más antiguas de la humanidad están las de bruja, sanadora y parteras entre otras. Para llegar a ser sanadora o sanador, era preciso ser elegido mediante un proceso propio de cada cultura, por herencia, iniciación en sueños, entre otras; además se exigía preparación (conocimientos y saberes) y adiestramientos (habilidades prácticas), hasta llegar a ser considerado apto por parte de los sanadores mayores y finalmente ser reconocido por la sociedad para recurrir a ella. (13, 14, 15, 16)

Esta figura ha perdurado en las diferentes épocas de la historia por la asunción de distintas responsabilidades y roles, aunque tienen como punto de referencia, los cuidados de salud de las personas y de los grupos, cuyo resultado ha permitido el desarrollo de diferentes conocimientos y habilidades en función de las demandas sociales. (15)

La Enfermería ha desarrollado el contenido de su función a través de la historia, como otras profesiones, por lo que hoy día puede dar razones de esta evolución, que se ha hecho irreversible para convertirse en una profesión y ciencia sin perder la originalidad de su esencia: el cuidado. (14)

La Enfermería, como actividad, de acuerdo con los historiadores, ha existido desde el inicio de la humanidad, pues en la especie humana siempre han existido personas incapaces de valerse por sí mismas y han recibido el cuidado por otras personas. (14)

En el siglo XIX Florence Nightingale, en su inquietud por sacar a la Enfermería de su rutina señala: "... no solo significa la administración de medicinas y cataplasmas...", realiza una serie de observaciones que la llevan a reconocer el valor peculiar del cuidado, "... debe significar el uso adecuado de aire fresco..., y todo ello con el menor gasto de energía vital para el paciente", trata de demostrar todo con datos estadísticos, lo que la lleva a definir la Enfermería como: "Poner al paciente en las mejores condiciones para que la naturaleza actúe sobre él". (15)

Entre otras definiciones desarrolladas por teóricas, y organizaciones de Enfermería, se muestran: (17, 18)

- Florence Nightingale (1853–1874): indicó en sus escritos que el objetivo fundamental de la Enfermería era situar al paciente en el mejor estado posible, para que la naturaleza actuara sobre él. Definió la Enfermería como arte y ciencia.

- Dorotea E. Orem (1957-1959): el arte de la Enfermería es actuar por la persona incapacitada, ayudarla a actuar y/o brindarle apoyo para aprender a actuar por sí misma.
- Ida Jean Orlando (1958-1962): la función de la Enfermería profesional se conceptualiza como: la averiguación y la atención a las necesidades de ayuda inmediata del paciente; así, realiza el enfoque del Proceso de Enfermería que, según su propuesta, estaría compuesto por los elementos básicos siguientes: la conducta del paciente, la reacción de la enfermera, y las acciones de Enfermería. La interacción de estos elementos entre sí, constituye el Proceso de Enfermería. Otro de los presupuestos que propone Orlando, es que las enfermeras deben aliviar el malestar físico y mental y no deben aumentar el distrés del paciente.
- Virginia Henderson (1959-1960): la única función de una enfermera es ayudar a la persona, enfermo o sano, en la realización de aquellas actividades que contribuyen a la salud o su recuperación (o a una muerte tranquila), y que él realizaría sin ayuda si tuviera la fuerza, voluntad o conocimiento necesarios y hacer esto de tal forma que le permita ser independiente lo antes posible.
- Dorothy E. Johnson (1964-1978): fuerza externa que actúa para preservar la organización de la conducta del paciente, mientras que este se encuentra bajo estrés, mediante la imposición de mecanismos reguladores o mediante la provisión de recursos. Es un arte y una ciencia que proporciona apoyo externo antes y durante el tiempo que dura la alteración del equilibrio, para

lo que se requiere un buen conocimiento del orden y control de sus alteraciones. Las actividades de Enfermería no dependen de la autoridad médica, pero son complementarias de la Medicina.

- Asociación Norteamericana de Enfermería (ANA, 1973): La práctica de la Enfermería es un servicio directo con un propósito ambientado y adaptado a las necesidades de la persona, de la familia y de la comunidad, tanto en la salud como en la enfermedad.
- Consejo Internacional de Enfermería (CIE, 1973): la única función de la Enfermería es la asistencia a la persona sana o enferma, en la realización de las actividades que mantienen la salud o la reestablecen (o una muerte tranquila), que el paciente las llevaría a cabo solo si tuviese la fuerza, la voluntad y los conocimientos necesarios.
- Colectivo de autores cubanos (1982): atención de Enfermería es la ayuda prestada a la persona cuando este, por alguna causa, se encuentra en estado de incapacidad que le impida hacerse cargo de la satisfacción de sus necesidades. Enfermería es la profesión que al tener como base las necesidades humanas, la importancia de su satisfacción y los aspectos que las modifican y afectan, aplica en sus acciones los principios de las ciencias biológicas, físicas, químicas, sociales, psicológicas y médicas, además proporciona atención integral al hombre sano o enfermo.

Desde la sistematización a las definiciones de la profesión de Enfermería, el autor identifica como regularidad que indistintamente se valora en la función principal del profesional, como:

- la de satisfacer o suplir necesidades afectadas en el orden bilógico, psicológico y social,

- implica en su accionar a la persona, la familia o la comunidad,
- realiza acciones de carácter, dependientes, interdependiente e independientes,
- tiene un carácter multi, inter y transdisciplinar.

A partir del siglo XIX, y con especial relevancia en el siglo XX, al ocurrir los cambios que se acercan a los cánones de profesión, se inicia la reflexión intelectual sobre el quehacer profesional. Este saber cumple su objetivo: garantizar la vida, en relación con cantidad de vida, a lo cual la Enfermería ha contribuido con dignidad. Luego aparece otra necesidad social de carácter cualitativo, la calidad de vida; y esta calidad la garantiza el cuidado. (19)

En el personal de Enfermería siempre ha estado presente que la eficacia de sus acciones no radicaba exclusivamente en la destreza técnica, por lo que se apeló a todo aquello que de arte ha tenido la profesión para la calidad del cuidado. Es aquí donde la Enfermería realiza la reflexión de cuáles son los aspectos principales de esta calidad, mediante el conocimiento de la ciencia médica, de la ciencia psicológica y de las ciencias sociales, entre otras, comienza a configurarse de esta manera el conocimiento de la ciencia de Enfermería. (19)

Pero es la definición de salud de la Organización Mundial de Salud (OMS): "... como máximo estado de bienestar..., y no solo la ausencia de enfermedad" (20), la que marcó un giro y abrió un campo de posibilidades, donde la Enfermería comienza a explicar el porqué de sus acciones y cómo estas actúan para proporcionar mayor calidad al cuidado. No solo el procurar conservar la vida, sino la calidad de la vida lo que la sociedad comienza a reclamar. Elementos que se abordan en el siguiente epígrafe.

1.2. Calidad de vida. Aspectos esenciales en el abordaje

El término calidad de vida ha sido ampliamente utilizado en los últimos tiempos por los especialistas de las más diversas disciplinas, como filósofos, economistas, sociólogos y personal de salud, con independencia a la ideología o posición político-filosófica que se represente. (21)

Sin embargo, el concepto se formuló alrededor de los años 60 en el seno de la sociedad burguesa y asociado a la ideología del industrialismo, la cual preconiza que la fuente del bienestar se encuentra en el progreso científico-técnico y no en la revolución social. (21)

No obstante, desde años antes de nuestra era (a.n.e.), el hombre ya comenzó a preocuparse por factores materiales y medioambientales relacionados con el modo de vida; con el objetivo de mejorar las condiciones de vida de las personas y así su salud, se rechaza la idea de que la enfermedad era un castigo de los dioses y centrando la atención en la causa natural de cada afección. Esto respondía no solo al desarrollo alcanzado por las ciencias, sino a la evolución del pensamiento filosófico. (21, 22)

Para algunos autores la categoría calidad de vida tiene carácter general y de esta se derivan las subcategorías nivel de vida, modo de vida y bienestar. (23)

Existen economistas que plantean que la calidad de vida depende de las personas, para adquirir cualquier tipo de producto, así como de bienes materiales que la tecnología moderna y la sociedad pueden ofrecer como indicadores de estado social. De esta manera no hacen otra cosa que igualar el término de calidad de vida con el de nivel de vida. (23)

En aspecto general la calidad de vida es una categoría social, económica y política, que se sustenta en un determinado desarrollo económico, cultural, jurídico, ético y en un sistema de valores que por consenso acuerda la sociedad. Constituye un concepto dinámico de asociaciones causales diversas y que tiene, por tanto, un carácter multidimensional. (24)

La Calidad de Vida es definida como: la percepción de cada individuo sobre su posición en la vida, en el contexto cultural y de los sistemas de valores en los cuales vive, sobre sus objetivos, expectativas, patrones y preocupaciones. Se trata de un concepto subjetivo y multidimensional que incluye elementos de evaluación positivos y negativos. Se deduce que la valoración subjetiva que hace el individuo sobre las diferentes esferas de su vida y el bienestar que perciba en estas, define a consideración del autor, a la calidad de vida y la diferencia de otros conceptos, que implican determinantes sociales, culturales y económicos en un sentido amplio. (12, 20)

Así al nivel de la sociedad, la base económica, es decir, todo el andamiaje sobre el que se erige la sociedad, determina el conjunto de las relaciones de producción del organismo social, y a su vez determina también la superestructura, estableciéndose una relación directa entre base y superestructura, pero esa relación no es pasiva. (25)

Existe una interacción dialéctica, por cuanto, si bien es cierto que la base económica determina la superestructura, esta última no se mantiene estática, sino que influye a su vez sobre la base, al acelerar su desarrollo o también, y ocurre, retrotraer este desarrollo. Ambas, forman una unidad dialéctica y, por tanto, contradictoria. Cada formación económico social establece, por tanto, su modo y condiciones de vida propios. (25)

¿Qué se entiende por modo de vida? Es un determinado modo de actividad de los individuos y un determinado modo de manifestar su vida, expresado en el modo de inclusión activa de los individuos en el modo de producción. Y, ¿qué se entiende por condiciones de vida? Son aquellas condiciones con las que los individuos coexisten en el espacio y en el tiempo y se encuentran y desarrollan a lo largo de su vida. [(25)]

Es comprensible que, en la determinación de la calidad de vida de una sociedad concreta, intervengan elementos tanto del modo de vida como de las condiciones de vida, de forma muy interrelacionada; por lo que la calidad de vida de los grupos humanos que se establezcan dentro de una determinada sociedad, dependerá, fundamentalmente, de la relaciones que esos individuos tengan con los medios de producción, de su posición en cuanto grupo social, con respecto a esos medios de producción, a la organización del trabajo y a la cuantía y proporción que reciban de la riqueza social que se produzca en la sociedad a la que pertenecen, y de las condiciones de vida existentes en la sociedad. [(25)]

No se debe olvidar, no obstante, que media en esta relación grupal o social, el carácter de individualidad de cada ser humano concreto, quien le imprime su sello propio mediante su estilo de vida, entendiéndose como el modo o forma de vida individual de cada hombre.

Es necesario comprender que, entre los determinantes de la calidad de vida existen otros factores sociales de importancia. Cabe señalar, a la cultura: las costumbres y tradiciones, los patrones de conducta social (positivos o negativos), las creencias y prejuicios y la forma en que la sociedad percibe los valores portadores de confort y bienestar, pueden enriquecer o por el contrario reducir el concepto de calidad de vida y pueden, a su vez, hacerlo diferente de un país a otro. [(24)]

Por otra parte, el desarrollo alcanzado por la ciencia y la tecnología, el grado de participación social de los individuos, el acceso a la educación, la cultura y los servicios en general, las libertades y restricciones de que disfruta o es sometido ese hombre (o ambas), el grado de estrés generado por los mecanismos sociales y los factores medioambientales y de higiene social, también constituyen determinantes de la calidad de vida; por cuanto, en correspondencia se conforma la vida de los individuos con mayor o menor calidad.(24)

Hay también, aspectos jurídicos y éticos relacionados con el fenómeno de la calidad de vida. Con frecuencia, en muchas sociedades se violan las leyes que plantean el derecho de todos los hombres a la educación, el trabajo y la salud, por citar solamente algunas esferas fundamentales de la vida y existencia del hombre, y estos son hechos que en definitiva quedan impunes; mientras son millones las personas, incluidos niños, ancianos y mujeres que viven en condiciones de máxima pobreza y también mínima calidad de vida. Todos estos problemas de calidad de vida son abordados hoy por la Bioética. (25)

No se debe dejar de mencionar otra vertiente importante a tener en cuenta en este fenómeno que se analiza. Es el de los factores psicológicos que influyen en la calidad de vida del hombre. En su aspecto más particular y concreto, la calidad de vida es la valoración que hace el sujeto de sus propias condiciones de vida (material y espiritual), por tanto, incluye un componente de evaluación de dichas condiciones y otro de percepción del bienestar. (20)

Existen, además otros factores como la vida afectiva, el apoyo social, la auto percepción del proceso salud-enfermedad y por último (aunque no menos importante), la personalidad, entendida como la instancia central de la regulación de esa vida, integrada a su vez por un conjunto de subsistemas que no constituyen en esta ocasión objetivo de análisis. [24]

No obstante, por la relevancia para el proceso investigativo es necesario abordar la calidad de vida desde su relación con la salud, que según la OMS implica: "…el funcionamiento físico y mental y con el estado de bienestar…" [24], valora además de la subjetividad, la manifestación concreta que evidencia la persona desde determinantes: estado físico y capacidad funcional, el estado económico y sus factores, las interacciones sociales y además el estado psicológico y de bienestar.

Desde este posicionamiento el autor hace énfasis en las valoraciones realizadas tanto en pacientes y los cuidadores, al brindar aportaciones desde lo cognitivo, lo material y lo humano. Elementos que para su comprensión implican retomar la entidad patológica causal y las afectaciones que provoca en el siguiente epígrafe.

1.3. Accidente Vascular Encefálico. Evolución histórica

El Accidente Vascular Encefálico es definido como un evento de naturaleza isquémica o hemorrágica, de ocurrencia súbita, que se presenta con déficit funcional temporal o permanente de variadas magnitudes e intensidades.

Se caracteriza por un déficit neurológico local o global que dura más de 24 horas, que pueden llevar al paciente a la muerte por lesión vascular encefálica. Cerca del 80% de los AVE son causados por flujo sanguíneo insuficiente (AVE Isquémico), mientras que las causas del 20% restante se dividen en: hemorragia del tejido encefálico (hemorragia parenquimatosa) y hemorragia en el espacio subaracnoideo (hemorragia subaracnoidea). [26, 27]

De los individuos que sufren un AVE, el 10% queda incapacitado del habla, mientras que solo el 30% recuperan la función neurológica anterior, presentando ese grupo un riesgo de recidiva del 20% por año. (26)

La disfunción motora es una de las secuelas más frecuentes y terapéuticamente resistentes en el post AVE. El déficit motor se caracteriza por hemiplejía o hemiparesia en el lado contrario al de la lesión cerebral. (27)

Entre los principales signos y síntomas de esa afección se pueden encontrar: disfunciones sensoriales, disfunciones del equilibrio y la coordinación, disturbios de la comunicación, déficit del campo visual, compromisos cognitivos e intelectuales; entre otros. Los signos y síntomas clínicos en cada caso indican la localización anatómica de la lesión. (27)

Se trata de una dolencia grave y muy frecuente. En Brasil hay una incidencia anual de 156 caso por 100 000 habitantes. (28)

La mayoría de los pacientes que han sufrido un AVE requieren de hospitalización, con la debida atención de un equipo multidisciplinario. Después del alta hospitalaria el posterior proceso de rehabilitación ha de tener lugar en el hogar del paciente, por lo que se ha de contar con la participación y cooperación del núcleo familiar. La rehabilitación dependerá en gran medida de la identificación de problemas derivados del ajuste de éste. (29)

El proceso de rehabilitación del paciente neurológico es una conquista lenta, a largo plazo; en ocasiones, por malos procederes, responsables de reinternamientos sucesivos que acarrean el desgaste psicológico y económico del núcleo familiar. (30)

El Accidente Vascular Encefálico es una enfermedad de alta incidencia y se acompaña de una elevada tasa de mortalidad. El AVE es la tercera causa de mortalidad en los países industrializados, después de las enfermedades cardíacas y el cáncer. [(29)]

En los Estados Unidos aproximadamente 400000 nuevos casos de AVE ocurren anualmente, con cerca de 150000 muertes. Es también la principal causa de deficiencia neurológica, en la práctica clínica. [(29)]

Esta enfermedad se presenta como un desafío para los profesionales de la salud, principalmente por las dificultades en prevenir su incidencia. Entre tanto, los trabajos de prevención de los factores de riesgo, se muestra bastante eficaz. [(30)]

En los últimos años, los Estados Unidos muestran una reducción global en la incidencia de AVE, gracias a un mejor control de factores de riesgo asociados a la génesis de disturbios circulatorios cerebrales. Una amplia variedad de déficit neurológico que causan aumento de la magnitud de la problemática impuesta por la entidad. Se calcula que aproximadamente 25 millones de sobrevivientes, con grados variables de invalidez. [(30)]

A pesar de que el 30% de los sobrevivientes de AVE retornan a sus actividades habituales, el 15% necesitan de asistencia total de Enfermería, en dependencia de sus incapacidades graves, el 55% son incapaces de trabajar. [(30)] Lo expresado con anterioridad justifica que se realice desde el enfoque de la ciencia de la Enfermería una mirada a posibles soluciones de esta problemática, que se aborda en el siguiente epígrafe.

1.4 Enfermería como ciencia. Fundamentos

La Enfermería como profesión se practica hace más de un siglo. En sus inicios las enfermeras realizaban actividades en direcciones diferentes: medidas de control del confort, responsabilidades administrativas, asistencial, social, dietética y otras, pero la fundamental era la satisfacción de las necesidades humanas del paciente; desde esos momentos hasta la actualidad varios han sido los factores que condicionan cambios en las diferentes direcciones de la Enfermería: el desarrollo científico – técnico, la educación económica, políticas y sociales. (13, 14, 15, 16)

La Enfermería se comienza a aceptar como ciencia con el surgimiento y utilización de las teorías. Se define teoría como: "Un conjunto de conceptos, definiciones y proposiciones que proyecta una visión sistemática de los fenómenos, se establecen para ello las relaciones específicas entre los conceptos a fin de describir, explicar, predecir y/o controlar los fenómenos". (17)

Aunque son los hechos relativos a los fenómenos de interés para la disciplina los que constituyen el conocimiento aplicable a la misma, una masa de hechos inconexos poco serviría para orientar a los miembros que la ejercen, en lo que se refiere a sus esfuerzos para emplear ese conocimiento. Los hechos deben ordenarse en una entidad coherente que conducirá a la creación de un cuerpo de conocimientos organizado. (18)

Para que un conjunto de propuestas hipotéticas tenga una categoría de teoría, éstas deben de haber sido contrastadas un número suficiente de veces. Si estas hipótesis han sido puestas a prueba un número suficiente de veces adquieren la categoría de ley. A este nivel la teoría alcanza la posibilidad de predecir, esto es, en una situación igual, se puede conocer con antelación el resultado dadas unas determinadas circunstancias. (17)

Las funciones de la teoría son entre otras: la síntesis del conocimiento, la explicación de los fenómenos de interés para la disciplina que utiliza la teoría misma, y la previsión de medios para predecir y controlar los fenómenos. (17)

El científico busca en una teoría: definiciones, las teorías están formadas por conceptos que son los elementos básicos de una teoría y éstos son privativos de una rama de la ciencia. Explicaciones, la teoría relaciona los conceptos de tal forma que explica los fenómenos que interesan a ésta disciplina, proporcionando comprensión. Predicciones, a partir de las hipótesis se afirman relaciones entre los conceptos o proposiciones. (17)

La teoría ayuda a adquirir conocimientos que permiten perfeccionar las prácticas cotidianas mediante la descripción, explicación, predicción y control de los fenómenos. Las enfermeras han mejorado su capacidad a través del conocimiento teórico, ya que los métodos aplicados de forma sistemática tienen mayores posibilidades de éxito.

Además, las enfermeras sabrán en cada momento las razones de sus actos, facilita la autonomía de acción, ya que sirve como guía en los aspectos prácticos, educativos y de investigación asociados a sus funciones profesionales. Así mismo, el estudio de la teoría ayuda a desarrollar las habilidades analíticas, estimula el razonamiento, aclara los valores y suposiciones que se aplican, y determina los objetivos de la práctica, la educación y la investigación en Enfermería. (18)

El autor comparte desde su modesta opinión los postulados planteados y comprende la necesidad de desarrollar el pensamiento reflexivo crítico, que permita un accionar desde la ciencia en la profesión de Enfermería, lo que favorecería el reconocimiento aun mayor de la profesión como ciencia y con la ganancia que esto representa para los usuarios de los servicios de Enfermería. Oportuno para el desarrollo del estudio el diferenciar lo que es una teoría abordado anteriormente y lo que es un modelo que al decir de algunos autores un modelo es: "Una representación esquemática de algún aspecto de la realidad". Un modelo de cualquier profesión es una forma clara y explícita de concebir el servicio a la sociedad de dicha profesión, construido a partir de hipótesis científicas. Pero una disciplina práctica espera aún más de la teoría. Esta proporciona una guía, controla y da forma a la realidad con el propósito de orientar las acciones hacia una meta deseada. (17, 18, 19)

Los modelos son útiles para el desarrollo de teorías, porque ayudan a la selección de conceptos relevantes y necesarios para representar un fenómeno de interés, y a la determinación de las relaciones existentes entre los conceptos. Las teorías son complejas y difíciles de elaborar, por ello parece más adecuado hablar de modelos de Enfermería. Si bien todas las teorías son modelos, no todos los modelos son teorías. (17)

En el caso de los Modelos Enfermeros, son representaciones de la realidad de su práctica. Representan los factores implicados y la relación que éstos guardan entre sí. Se convierten en un instrumento que recuerda los distintos aspectos del cuidado de Enfermería que pueden tender a olvidar o ignorar. Recuerda la relación entre los factores físicos y psicológicos y, por lo tanto, se tienen en cuenta ésta relación al brindar los cuidados de Enfermería. Un modelo es una imagen mental o privada de la práctica de Enfermería. (17)

A pesar de las dificultades que entraña, hay varias clasificaciones prácticas de los modelos que han servido para aclarar y dar difusión de ellos entre las enfermeras del mundo.

I. Clasificación de los Modelos Enfermeros por Tendencias [(17)]

Esta clasificación está basada en el enfoque de la prestación de cuidados, así:

A). Tendencias naturistas: también denominada ecologista, enfoca los cuidados como facilitadores de la acción que la naturaleza ejerce sobre las personas.

Modelo de Florence Nightingale: Se refiere a la acción que ejerce la naturaleza sobre los individuos; la función de la enfermera es preparar y colocar al paciente en las mejores condiciones para que la naturaleza actúe sobre él y el objetivo de este modelo es conservar la fuerza y la energía vital del paciente.

B). Tendencia de suplencia – ayuda: los cuidados están enfocados con relación a las acciones que la persona no puede llevar a cabo en un momento dado. Esta tendencia fomenta la independencia y autonomía de la persona.

Modelos representados por dos nombres de la Enfermería en el mundo: Virginia Henderson y Dorotea Orem. Ambas autoras conciben el rol de la Enfermería como la productora y realizadora de acciones que las personas no pueden llevar a cabo en un momento de sus vidas.

El Modelo de las necesidades básicas de Virginia Henderson: Basa su modelo en la teoría de las necesidades humanas creada por Abraham Maslow (1908 – 1970), psicólogo humanista que creó una teoría que especificaba que los problemas de salud de los individuos comenzaban cuando estos no eran capaces de satisfacer sus necesidades básicas. [(17)]

Esta teoría parte de la base de que todas las personas son sanas psicológicamente y que a medida que su proceso vital avanza se crea una serie de necesidades que el individuo debe cubrir para mantener su integridad psicológica. Las necesidades son universales y solamente se ven manifestadas si las condiciones favorecen su aparición. Al no satisfacer las necesidades es que aparece la enfermedad. (17)

Las necesidades humanas se ordenan por importancia de mayor a menor en varios grupos: Necesidades fisiológicas: son las imprescindibles para la vida, aparecen desde el momento del nacimiento. Necesidades de seguridad: son necesidades no vitales y consisten en la sensación personal de sentirse seguro, está íntimamente relacionada con el entorno próximo del individuo (físico, social y emocional) del individuo. (17)

Necesidades de pertenencia: está compuesta por aquellas conductas que posibilitan al individuo su inclusión en un determinado grupo. Necesidad de amor: aparecen al mismo tiempo que las de pertenencia. Consiste en la sensación de amar y de ser amado, querer y ser querido. Necesidad de estima y autoestima: consiste en tener un concepto positivo de uno mismo, y que ese sentimiento esté en consonancia con lo que los demás piensan de nosotros. (17)

Autorrealización: aparece al tener todas las necesidades satisfechas. Se considera la expresión psicológica completa del hombre, también se determina como un proceso dinámico de ser y llegar a ser, ya que al lograrla se crea una nueva necesidad por cubrir. Es el deseo de llegar a ser cada vez más lo que uno es y quiere ser. (17)

Virginia Henderson define necesidad fundamental como: "todo aquello que es esencial al ser humano para mantener su vida o asegurar su bienestar", concebida esta necesidad como un requisito más que como una carencia.

Todos los seres humanos tienen las mismas necesidades comunes de satisfacer, independientemente de la situación en que se encuentre cada uno de ellos, puede variar el modo de satisfacerlas por cuestiones culturales, modos de vida, motivaciones, entre otras. [(17)]

Considera catorce necesidades: Oxigenación, Nutrición e hidratación, Eliminación, Moverse y mantener una postura adecuada, Descanso y sueño, Usar prendas de vestir adecuadas, Mantener la temperatura corporal dentro de límites normales, Higiene y protección de la piel, Evitar peligros, Comunicarse, Vivir según creencias y valores, Trabajar y realizarse, Jugar y participar en actividades recreativas, y Aprendizaje.

Normalmente estas necesidades están satisfechas por la persona al tener el conocimiento, la fuerza y la voluntad de cubrirlas (independientemente), pero cuando algo de eso falta o falla en la persona, una o más necesidades no se satisfacen, por lo cual surgen problemas de salud (dependientes). Entonces la enfermera tiene que ayudar o suplir a la persona para que pueda tener las necesidades cubiertas. [(18)]

La Enfermería la define como la encargada de asistir al individuo, sano o enfermo, en la realización de aquellas actividades que la persona realizaría sin ayuda si tuviera la fuerza, la voluntad o el conocimiento necesario, y hacerlo da tal manera que le ayude a ganar independencia a la mayor brevedad posible. [(18)]

El foco de atención de la actuación de Enfermería es el área de dependencia del enfermo. Cuando éste no puede resolver por sí mismo una necesidad, reclama la intervención de la enfermera. Las formas de intervención son: reemplazar, contemplar, sustituir, añadir, reforzar y aumentar.

La enfermera para independizar al paciente utiliza un método para poner en práctica sus cuidados básicos de Enfermería que cubrirán las necesidades básicas del paciente. Durante la implantación de este método se desarrolla una interrelación enfermera – paciente en la que se distinguen tres fases que se definen en función de la dependencia del individuo: enfermera como sustituto del paciente; enfermera como ayuda del paciente; Enfermera como compañera del paciente. [(18)]

El método que defiende Henderson consta de cuatro fases: valoración, planificación, ejecución y evaluación, si no es satisfactoria, se deberá replantear el método utilizado.

Teoría de Autocuidado de Dorotea E. Orem:

La idea fundamental de su modelo se basa en el concepto de autocuidado como un requisito o requerimiento de todas las personas. Al uno de los cuidados no ser debidamente cubierto sobrevienen los problemas de salud. Incluye dos conceptos fundamentales: [(17)]

- El Autocuidado: las acciones que el hombre necesita realizar para mantener su vida, su salud y su bienestar. Entre los requisitos del autocuidado están: son universales, contempla aspectos fundamentales de la vida, dirigidos a cubrir las necesidades vitales asociados al proceso de desarrollo (según la edad de la persona), y los derivados de las desviaciones del estado de salud (proceso de la enfermedad, tratamiento y diagnóstico médico).

La suficiencia de auto cuidados son las capacidades específicas para la acción que tienen las personas: conocimientos, destrezas, habilidades y motivaciones. Demanda de autocuidados es la suma de las medidas de cuidado necesarias en momentos específicos, o durante un período de tiempo, para cubrir todos los requisitos de autocuidado, caracterizados por las condiciones y circunstancias existentes.

- El déficit de autocuidado: es el núcleo central del modelo de Orem. Establece que: "las personas están sujetas a limitaciones relacionadas o derivadas de su salud, que los incapacita para el autocuidado continuo, al ser la demanda de acción mayor que la capacidad de la persona para actuar", múltiples factores pueden ocasionarlo. El cuidado dependiente es el que es dado por un miembro de la familia a otro, al ser el cuidado requerido mayor a la capacidad del miembro de la familia se dice que existe un déficit de cuidado dependiente.

La existencia de un déficit de autocuidado es la condición que legitima la necesidad de cuidados de Enfermería. La Enfermería establece qué requisitos son los demandados por la persona a la que van a atender, selecciona las formas adecuadas de cubrirlos y determina el curso apropiado de la acción, evalúa las habilidades y capacidades de la persona para cubrir sus requisitos y el potencial del enfermo para desarrollar las habilidades requeridas para la acción. (17)

- Los sistemas de Enfermería son complejos métodos de acción realizados por las enfermeras dentro de contextos sociales e interpersonales, dependen de las capacidades del paciente para auto cuidarse, así los desglosa en:

✓ Sistema de compensación total. El enfermo no tiene ningún papel activo en la realización del autocuidado, por su estado de incapacidad/limitación. La Enfermería actúa en lugar del paciente y toma las decisiones más adecuadas y ejecuta el autocuidado.

✓ Sistema de compensación parcial. Tanto el enfermo como el profesional de Enfermería participan en el autocuidado, el grado de participación depende de las capacidades cognitivas y de las destrezas del enfermo, así como de sus capacidades físicas.

✓ Sistema de apoyo educativo. La Enfermería instruye y orienta a la persona para que lleve a cabo el autocuidado necesario. El enfermo es capaz de aprender y tomar las decisiones necesarias en lo referente al autocuidado, ya que no tienen limitaciones/incapacidades.

En los sistemas de Enfermería, la enfermera pasa a ser agente de autocuidado. La agente de autocuidados, es la combinación de conocimientos, habilidades, destrezas y motivaciones adquiridas a través de la formación y la experiencia, que la posibilitan para poder proporcionar cuidados de Enfermería. (17)

Orem, concibe al ser humano como un organismo biológico, racional y pensante, como tal es afectado por el entorno y es capaz de acciones predeterminadas que le afecten a él mismo, a otros y a su entorno, condiciones que le hacen capaz de llevar a cabo su autocuidado. (17)

Además, es un todo complejo y unificado objeto de la naturaleza, en el sentido de que está sometido a las fuerzas de la misma, lo que le hace cambiante. Es una persona con capacidad para conocerse, con facultad para utilizar las ideas, las palabras y los símbolos para pensar, comunicar y guiar sus esfuerzos, capacidad de reflexionar sobre su propia experiencia y hechos colaterales, a fin de llevar a cabo, acciones de autocuidado y cuidado dependiente.

c) Tendencia de Interacción.

También llamada de relaciones personales, ya que estos modelos están basados en ellas. Fundamentan la función de la enfermera en el concepto de interrelación, los más utilizados son el de Hildegarde Peplau, Callista Roy y Myra Levine. (17)

Modelo de Hildegarde Peplau.

Utiliza conocimientos extraídos de las ciencias del comportamiento y de lo que se denomina modelo psicológico. Este modelo permitió que la Enfermería comenzara a no centrarse únicamente en la enfermedad, y a acercarse a un modelo en el que el significado psicológico de los acontecimientos, los sentimientos y los comportamientos, pudieran ser explorados e incorporados a las intervenciones de Enfermería.

La persona la define como organismo que vive en un equilibrio inestable, que constantemente lucha para alcanzar el equilibrio perfecto, que no llegará a conseguirlo hasta la muerte. La salud es una palabra simbólica que implica el movimiento de avance de la persona y otros procesos humanos hacia una vida creativa, constructiva, productiva, personal y comunitaria. (17)

Define la Enfermería como un instrumento educativo, una fuerza de maduración que apunta a promover en la personalidad del movimiento de avance hacia una vida creativa, constructiva, productiva, personal y comunitaria. (17) Desde la opinión de este autor, se evidencia desde esta definición la Enfermería como agente de cambio en aras de promover, brindar y conservar la salud en relación con su entorno.

Un concepto importante de la Enfermería psicodinámica de Peplau es que determina que la personalidad de la propia enfermera puede marcar una sustancial diferencia en el desarrollo de la actuación de Enfermería sobre un paciente. Si nosotros debemos lograr la madurez de la personalidad del individuo, es necesario que seamos conscientes de nuestra propia madurez personal del paciente. (17)

Describe el rol de la enfermera basado en cuatro funciones: función de desconocida, función de persona- recurso, función de sustituto y función de consejera – orientadora. (17)

Modelo de Callista Roy.

Parte de que todos los seres humanos tienen componentes fisiológicos, psicológicos y sociales, y responde continuadamente a los estímulos, determina la salud integral, la posición del continuo salud–enfermedad. El concepto de adaptación es usado como marco teórico apropiado para la actuación de Enfermería. (17)

El hombre es un ser biopsicosocial en interacción constante con un entorno cambiante, recibe constantemente estímulos a los que tiene que adaptarse. Esta adaptación ha de hacerla en cuatro áreas: necesidades fisiológicas, autoimagen, dominio del rol e interdependencia. (17)

La Enfermería es un sistema de conocimientos teóricos que prescriben un proceso de análisis y acción relacionados con los cuidados del individuo enfermo o potencialmente enfermo. Tienen como meta promover la adaptación del hombre en salud y enfermedad, y el mantenimiento de su integridad. (17)

Modelo de Myra Levine.

Los seres humanos son más que la suma de sus partes y distintos de ellas. (Holismo). Este modelo hace hincapié en las interacciones e intervenciones de la Enfermería cuya intención es mantener juntos los recursos propios e individuales que cada persona aporta frente a situaciones difíciles. Dichas interacciones se basan en los antecedentes científicos de los principios de conservación, estos son: conservación de energía, conservación de la integridad estructural, conservación de la integridad personal y conservación de la integridad social. (17)

Define la Adaptación como: "proceso de cambio para el cual el individuo conserva su integridad dentro de las realidades de su entorno", y el Entorno como: "el lugar donde nos desenvolvemos constantemente y activamente". (17)

La capacidad del organismo para adaptarse a la condición de su entorno, ha sido llamada respuesta del organismo, puede dividirse en cuatro niveles de integración, así: lucha o huida, reacción inflamatoria, respuesta al estrés y respuesta sensorial. (17)

Modelo de Martha Rogers.

Considera al hombre como un todo unificado que posee integridad propia y que manifiesta características que son más que la suma de sus partes y distintas de ellas al estar integrado en un entorno: "el hombre unitario y unidireccional", de Rogers. (17)

Respecto a la salud, la define como un valor establecido por la cultura de la persona, y por tanto sería un estado de armonía o bienestar. Así del estado de salud puede no ser ideal, pero constituir el máximo posible para una persona, por lo tanto, el potencial de máxima salud es variable. (17)

Define la Enfermería como ciencia humanitaria y arte. Sus actividades irán encaminadas hacia el mantenimiento y promoción de la salud, prevención de las enfermedades y rehabilitación de enfermos incapacitados. Para ello se intervendrá sobre la totalidad del hombre, grupo y entorno. (17)

Su modelo tiene como objetivo procurar y promover una integración armónica entre el hombre y su entorno. Así, las enfermeras que sigan este modelo deberá, fortalecer la consciencia e integridad de los seres humanos, y dirigir o redirigir los patrones de interacción existentes entre el hombre y su entorno para conseguir el máximo potencial de salud.

II. Clasificación de los Modelos Enfermeros por Teorías. (19)

En esta clasificación los modelos se agrupan y toman como referencia las teorías que les han servido para su elaboración, así:

Modelos de interacción: basados en la teoría de la comunicación–interacción de las personas. Destacan: Ida Orlando (1961), Riehl (1980), Imogene Kim (1981).

Modelos evolucionistas: se centran en la teoría del desarrollo o cambio para explicar los elementos de una situación de Enfermería. Son útiles en cualquier campo de la Enfermería relacionado con la edad. Destacan: Thibodeau (1983), Peplau (1952).

Modelos de necesidades humanas: parten de la teoría de las necesidades humanas para la vida y la salud como núcleo para la acción de Enfermería. Destacan: Virginia Henderson (1966), Martha Rogers (1970), Dorotea Orem (1980) y Romper (1980)

Modelos de sistemas: usan la teoría general de sistemas como base para describir los elementos de una situación de Enfermería. Destacan: Callista Roy (1980), Jhonson (1980) y Newman (1982). (19)

Aunque estas formas de clasificación pueden resultar útiles, es necesario decir que cada modelo no está basado en una sola teoría. Dada la complejidad de las situaciones de Enfermería es frecuente que aparezcan conceptos relacionados con la interacción, el desarrollo, el autocuidado, el estrés y la adaptación en cualesquiera de ellos.

El modelo mixto o ecléctico que usa más de una teoría puede ser más común de lo que se cree. Es posible que ninguno de los modelos descritos resulte adecuado para la práctica. Cada enfermera, en su hacer profesional, desarrolla unas actividades que responden a un modelo determinado. Algunas, escogen el modelo que hay que seguir, de forma consciente y documentada; otras ejercen su profesión inconsciente según un modelo cuyo contenido no podría expresar, pero que, de alguna forma está presente en sus mentes. [(18)]

En cualquier caso, resulta evidente que la enfermera no puede actuar por simple intuición, ni tampoco de una manera determinada por la razón de que la última vez que lo hizo los resultados fueron positivos. Es importante explicar el modelo personal. Muchas enfermeras, aún consideran la Enfermería como ayudante del papel del médico, su modelo de Enfermería es un modelo médico, es decir, su objetivo es el tratamiento de la enfermedad y la curación.

El modelo de Enfermería de algunos profesionales es aparentemente una serie de tareas relacionadas con los sistemas corporales y sus funciones, y con el trabajo de organización. Cualquiera que sea el modelo que guíe la acción de Enfermería, indicará la clase de valoración que se necesita efectuar, los objetivos de los cuidados de Enfermería y cómo conseguirlos. [(18)]

El modelo elegido, debería aplicarse con el empleo del proceso de Enfermería. Cuando la enfermera se familiariza con el método de solución de problemas, éste determina que sus cuidados sean más eficaces y eficientes.

La salud es un estado que para la persona significa cosas diferentes en sus distintos componentes: integridad física, estructural y funcional; ausencia de defecto que implique deterioro de la persona; desarrollo progresivo e integrado del ser humano como una unidad individual, acercándose a niveles de integración cada vez más altos. El hombre trata de conseguir la salud con el uso de sus facultades para llevar a cabo acciones que le permitan integridad física, estructural y de desarrollo. [(18)]

Según esta clasificación, Enfermería es proporcionar a las personas y/o grupos asistencia directa en su autocuidado, según sus requerimientos, debido a las incapacidades que vienen dadas por sus situaciones personales.

Los Cuidados de Enfermería se definen como ayudar al individuo a llevar a cabo y mantener, por sí mismo, acciones de autocuidado para conservar la salud y la vida, recuperarse de la enfermedad y afrontar las consecuencias de ésta.

Desde la perspectiva del autor, luego de realizar la sistematización a los modelos y teorías de Enfermería en este epígrafe, sustenta por los niveles de comunión con el proceso investigativo, en la teoría de Dorothea E. Orems, al valorar los sujetos objetos de estudio en función de favorecer el autocuidado, compensar el déficit de autocuidado y la propia aplicación de los sistemas de Enfermería.

Al reconocer el déficit de recurso humano enfermero, en la atención domiciliar por carencia del sistema sanitario, aporta desde los sistemas el apoyo educativo a quien ofrecerá cuidado, el cuidador, que suple desde el contexto de desarrollo, el cuidado enfermero, brinda conocimientos de este tipo de cuidado, favorece el desarrollo de habilidades, logra la interacción con el enfermo a través de este ente (el cuidador), así como suple en el papel coordinador del equipo multidisciplinario las relaciones, enfermero-paciente-cuidador-equipo de salud.

Como se asevera en párrafos anteriores no descarta las referencias de otros modelos, en la aplicación del método científico de la profesión en el accionar del cuidado domiciliar, así mismo, como el enfoque integral en el cuidado del enfermo y su cuidador, que favorecería la calidad de vida relacionada con la salud de ambos.

Conclusiones del capítulo

La categoría calidad de vida tiene una estrecha relación con los fenómenos de la salud del hombre, además que, para su acertado análisis, debe realizarse este en el contexto económico social donde se desarrolla esa vida en consonancia con sus determinantes, culturales, económicos y sociales. La calidad de vida relacionada con la salud, desde sus elementos definitorios, se favorece con el accionar consecuente de los profesionales que brindan cuidados desde el diagnóstico, intervención, así como, al establecimiento y la evaluación de proyectos de salud.

Los cuidados en el hogar son elementos clave para el tratamiento, mientras que el periodo de rehabilitación después de un accidente cerebro vascular puede ser prolongado. Por lo tanto, la familia, proveedor directo de dicha atención, tiene que estar preparado para este fin.

Existen múltiples definiciones de Enfermería, cada una de ellas desde la óptica de diferentes modelos, pero todas coinciden en que la enfermera debe actuar sobre la persona incapacitada, ayudarla a actuar y/o brindarle apoyo para aprender a actuar por sí misma y contribuir a la satisfacción de las necesidades humanas afectadas, desde concepciones biopsicosociales, el hombre visto desde lo fisiológico, lo psicológico en relación permanente con la familia, la comunidad y el entorno sociocultural donde se desarrolla.

CAPÍTULO II.

AFECTACIONES EN LA CALIDAD DE VIDA RELACIONADA CON LA SALUD EN LOS PACIENTES CON ACCIDENTE VASCULAR ENCEFÁLICO Y SUS CUIDADORES EN LA COMUNIDAD DE CAZENGA

CAPÍTULO II. AFECTACIONES EN LA CALIDAD DE VIDA RELACIONADA CON LA SALUD EN LOS PACIENTES CON ACCIDENTE VASCULAR ENCEFÁLICO Y SUS CUIDADORES EN LA COMUNIDAD DE CAZENGA

En el presente capítulo, inicialmente se presenta la parametrización a partir de la única variable identificada: Calidad de vida relacionada con la salud en pacientes post Accidente Vascular Encefálico, y sus cuidadores.

Para lograr una aproximación a la realidad en el proceso de operacionalización, el investigador entendió oportuno puntualizar algunos aspectos que constituyen por su importancia, aspectos vitales para la identificación de la variable, las dimensiones, los indicadores y los instrumentos, constituyeron obligada referencia.

Seguidamente se presenta la caracterización del objeto de estudio, para el diagnóstico del estado actual, se aplicó encuesta a 97 pacientes post AVE y sus correspondientes cuidadores; se realizó el análisis y valoración de los resultados, lo que permitió al autor la toma de decisiones para proseguir con la investigación.

2.1. Determinación de la variable de estudio

La operacionalización es el proceso aquel mediante el cual el investigador define las categorías y/o variables del estudio, tipos de valores (cuantitativos o cualitativos) que estos podrían asumir y los cálculos que se tendrían que realizar para obtener los valores de los indicadores concebidos. [31, 32, 33]

Se tuvo en cuenta la sistematización teórica realizada en el capítulo I, en lo referente a calidad de vida y esta relacionada con la salud, los procesos de intervención de enfermería en pacientes con AVE, los resultados de este análisis fueron socializados con especialistas en el área, todo ello permitió la identificación y mejor comprensión de los resultados obtenidos en la caracterización del estado actual de la variable y la futura aplicación de la Estrategia de Intervención de Enfermería.

La salida del proceso de operacionalización hacia las guías elaboradas para los métodos empíricos seleccionados, están interrelacionadas sistémicamente, con la finalidad de la triangulación de sus resultados y llegar a conocer cuáles son las problemas y aciertos que, desde el proceso de intervención, denotan los enfermeros que participan en dicho proceso.

A partir de este análisis, el investigador operacionaliza la variable identificada, Calidad de vida relacionada con la salud en pacientes post Accidente Vascular Encefálico, y sus cuidadores, definida luego de la sistematización realizada como: la valoración realizada por los sujetos (pacientes y cuidadores) de su estado físico y capacidad funcional, el estado psicológico y su bienestar, vinculado a las interacciones sociales y en relación al estado económico y sus factores, que influyen en la rehabilitación y recuperación o mejoría de su estado de salud.

En la determinación de las dimensiones constituyen contenidos esenciales el asumir que la dimensión es la proyección de un objeto o atributo en una cierta dirección o según González y Valcárcel, (2001) "(...) aquellos rasgos que facilitarán una primera división dentro del concepto, es decir las diferentes partes o atributos a analizar en un objeto, proceso o fenómeno expresado en un concepto o simplemente diferentes direcciones del análisis". [33, 34, 35]

Desde la variable identificada y sus características, se derivan dos dimensiones:

Dimensión uno: Calidad de vida del cuidador. La cual permite la caracterización de los cuidadores, determinado la calidad de vida de éstos relacionada con la salud y su preparación para poder afrontar los cuidados a prodigar en los pacientes.

Dimensión dos: Calidad de vida en el paciente con Accidente Vascular Encefálico. La cual permite la caracterización de los pacientes con Accidente Vascular Encefálico y determinar su nivel de dependencia para afrontar las actividades de la vida cotidiana.

Al analizar detenidamente la definición de la variable y sus dos dimensiones, se brinda una información detallada acerca de cómo se comportan éstas, lo cual se puede obtener con la determinación de indicadores que permiten hacerlas medibles. El autor coincide con González y Valcárcel (2001) cuando expresan que los indicadores: "...son datos operativos medibles, que expresan manifestaciones externas del objeto. Si se valoran las relaciones entre dimensiones e indicadores, se puede considerar que ambos se asocian al concepto (variable) y además, tal vez lo más importante es que cada dimensión constituye una agrupación de indicadores". [34, 35]

2.2. Operacionalización de la variable

Cuadro 1: Proceso de operacionalización.

Dimensiones	**Indicadores**	
1. Calidad de	1.1 Sexo	• Femenino

vida del cuidador		• Masculino
	1.2 Edad	• Menos de 30 años • e/ 30 – 59 años • e/ 60 – 79 años • 80 años y más
	1.3 Estado conyugal	• Soltero • Casado • Viudo
	1.4 Nivel educacional	• Primaria sin terminar • Primaria • Secundario • Preuniversitario sin terminar • Universitario • No posee estudios
	1.5 Vínculo laboral	• Trabaja en casa • Trabaja fuera • No trabaja
	1.6 Convivencia del cuidador con el paciente	• Convive • No convive
	1.7 Tiempo de cuidador	• Menos de 1 año • De 1 – 4 años • 5 ó más años
	1.8 Frecuencia de cuidado	• Tiempo total • Tiempo parcial
	1.9 Parentesco	• Hijo • Cónyuge • Hermano • Nieto • Otros

	1.10 Número de personas que cuida	• Solo una • Más de una
	1.11 Información acerca de la enfermedad	• Posee • No posee
	1.12 Motivos para cuidar al paciente	• Por lazos afectivos • Por interés económico • Porque es mi deber
	1.13 Situación económica percibida	• Buena • Regular • Mala
	1.14 Padecimiento de enfermedades	• Padece • No padece
	1.15 Experiencia de cuidador	• Tiene • No tiene
	1.16 Atención del cuidador por un servicio de salud	• Tiene • No tiene
2. Calidad de vida en el paciente post AVE	2.1 Edad	• Menos de 40 años • e/ 40 – 59 años • e/ 60 – 79 años • 80 años y más
	2.2 Sexo	• Femenino • Masculino
	2.3 Estado conyugal	• Soltero • Casado • Viudo
	2.4 Nivel educacional	• Primaria sin terminar • Secundario • Enseñanza Media sin terminar • No posee estudios

	2.5 Patologías asociadas	• Otras patologías asociadas • Sin otras patologías asociadas
	2.6 Actividades de la vida diaria: alimentación, continencia, uso del retrete, bañarse, vestirse	• Dependencia total • Dependencia parcial • Independiente

Para ejecutar en la fase operativa estas dimensiones e indicadores se aplicaron un conjunto de instrumentos y así poder para caracterizar la calidad de vida relacionada con la salud de los pacientes con Accidente Vascular Encefálico, así como sus cuidadores, en la comunidad, que se describen seguidamente.

Cuestionario para los cuidadores (Anexo 2), que persiguió el objetivo de Caracterizar a los cuidadores para determinar la calidad de vida relacionada con la salud de éstos.

Cuestionario para los pacientes (Anexo 3), que se aplicó con el objetivo de caracterizar a los pacientes para determinar la calidad de vida relacionada con la salud.

El sistema de las dimensiones e indicadores propuesto por el autor de esta investigación le dio la posibilidad de identificar las dimensiones de la calidad de vida relacionada con la salud afectadas en pacientes y sus cuidadores, facilitó, además el proceso de determinación de problemas o potencialidades.

2.3. Estado actual del objeto de estudio. Diagnóstico inicial

Resultante de la aplicación de los instrumentos antes descritos se realizó la caracterización de cuidadores y pacientes.

Caracterización del cuidador (ver Anexo 2)

Tabla 1. Distribución de cuidadores, según sexo

Sexo del cuidador	No.	%
Femenino	74	76,2
Masculino	23	23,8
Total	**97**	**100**

Fuente: Encuesta aplicada a los cuidadores.

Se evidencia un predominio del sexo femenino con un 76,2%, sobre el masculino con un 23,8%. Evidencia de que el cuidado del enfermo recae en las mujeres, históricamente y producto de los enfoques culturales desde épocas muy tempranas en la evolución de la humanidad, han sido las mujeres las principales depositarias y transmisoras de conocimientos para el cuidado de la salud en el hogar.

Se ha encontrado en múltiples estudios, el hecho de que son las hijas las encargadas mayormente del cuidado de pacientes dependientes. En otros estudios realizados en el mundo, el 84,3% de los cuidadores, de manera general, eran del sexo femenino, y el 64% eran hijos. [(36)]

Otro estudio reportó un 80% de cuidadoras mujeres que en un 48% eran hijas. [(39)] Estos resultados están determinados fundamentalmente por factores culturales que le han asignado a la mujer el papel de cuidar, ya que desde edades tempranas es entrenada para el cuidado de los hijos. En este sentido se ha planteado en la literatura que las mujeres han asumido el rol tradicional de cuidar como algo propio de su sexo, característica que contribuye a la invisibilidad del rol de cuidadora. En la comunidad Cazenga, esta relación se manifiesta coincidente proporcionalmente con estos estudios.

Tabla 2. Distribución de cuidadores, según edad

Edad	No.	%
Menos de 30 años	5	5,1
e/ 30 – 59 años	79	81,4
e/ 60 – 79 años	12	12,3
80 años y más	1	1,03
Total	**97**	**100**

Fuente: Encuesta aplicada a los cuidadores.

Algunos estudios han reportado que cerca del 33% de los cuidadores tienen más de 65 años, factor que incrementa la carga psicológica, física y económica con el cuidado del enfermo en el hogar. (36, 37, 38)

En el caso de la comunidad objeto de estudio, Cazenga, el mayor porciento de los cuidadores se encuentra en el grupo comprendido entre los 30 y 59 años de edad con el 81,4% del total, lo que no se corresponde con estudios revisados y si denota afectación en las edades de plena productividad.

Tabla 3. Distribución de cuidadores, según estado conyugal

Estado conyugal del cuidador	No.	%
Casado	65	67,01
Soltero	23	23,7
Viudo	9	9,2
Total	**97**	**100**

Fuente: Encuesta aplicada a los cuidadores.

En otras investigaciones, por lo general, asume dicho rol el esposo o esposa, según el caso. (36)

El mayor porciento 67,01 de los cuidadores presenta el estado conyugal de casado. En el contexto estudiado la mayoría de los pacientes afectados son del sexo masculino cuentan con hasta tres esposas, según es costumbre, el dilema está en la elección de cuál es la adecuada para cumplir con el rol de cuidador.

Tabla 4. Distribución de cuidadores, según nivel educacional

Nivel educacional del cuidador	No.	%
Primaria sin terminar	45	46,3
Primaria	4	4,1
Secundario	5	5,1
Preuniversitario sin terminar	6	6,1
Preuniversitario	-	-
Universitario	-	-
No posee estudios	37	38,1
Total	**97**	**100**

Fuente: Encuesta aplicada a los cuidadores.

Entre los cuidadores que no terminaron el nivel primario y los que no poseen ningún tipo de estudio ocupan más del 80 %, los que, en mayoría apenas saben escribir su nombre, lo cual dificulta su preparación y aplicación por parte de éstos, de los cuidados y las prescripciones médicas, lo que conlleva a que el personal de Enfermería deba crear estrategias para el aprendizaje de éstos. (Ver Anexo No.9)

Tabla 5. Distribución de cuidadores, según vínculo laboral

Vínculo laboral del cuidador	No.	%
Trabaja en casa	26	26,8
Trabaja fuera	15	15,4
No trabaja	56	57,8
Total	**97**	**100**

Fuente: Encuesta aplicada a los cuidadores.

El 84,6% de los cuidadores, permanecen en el hogar para brindar cuidados, frente a un 15,4% que alterna los cuidados con otros trabajos fuera del domicilio.

Aquellos que solo realizan la labor de cuidador, tienen mejores posibilidades de brindar mejores cuidados al paciente al permanecer todo el tiempo, o el mayor tiempo posible junto a éstos. Lo potencial en estos casos representa, a su vez limitación en el orden económico, al no percibir apoyo de ninguna instancia.

Tabla 6. Distribución de cuidadores, según convivencia con el paciente

Convivencia del cuidador	No.	%
Convive	76	73,1
No convive	21	26,9
Total	**97**	**100**

Fuente: Encuesta aplicada a los cuidadores.

El 73,1% reside en el hogar junto al paciente al cual le brinda cuidados, por lo general, éstos son familiares de primera línea, lo que favorece en el nivel de compromiso en ofrecer el cuidado.

Tabla 7. Distribución de cuidadores, según tiempo de cuidador

Tiempo de cuidador	No.	%
Menos de 1 año	81	83,50
De 1 – 4 años	16	16,50
5 ó más años	-	-
Total	**97**	**100**

Fuente: Encuesta aplicada a los cuidadores.

El 100% de los cuidadores tiene menos de cuatro años en función de ese rol.

Si a ello se le adiciona el bajo o ningún nivel de instrucción, resultará entendible que resulta de vital importancia la debida preparación de éstos, por el personal de Enfermería para que los cuidadores puedan brindar cuidados eficaces. [39]

Tabla 8. Distribución de cuidadores, según frecuencia de cuidado

Frecuencia de cuidado	No.	%
Tiempo total	82	84,6
Tiempo parcial	15	15,4
Total	**97**	**100**

Fuente: Encuesta aplicada a los cuidadores.

El porciento de cuidadores que realizan sus cuidados a tiempo parcial 15,4 está en correspondencia con la realización de otros trabajos fuera del hogar; los que lo realizan a tiempo completo el 84,6 %, en su mayoría son miembros del núcleo familiar, los cuales conviven con el paciente.

Tabla 9. Distribución de cuidadores, según parentesco

Parentesco	No.	%
Hijo	41	42,2
Cónyuge	32	32,9
Hermano	4	4,1
Nieto	11	11,6
Otros	9	9,2
Total	**97**	**100**

Fuente: Encuesta aplicada a los cuidadores.

La cuidadora familiar primaria es la que asume la total responsabilidad del proceso de cuidado. Suele ser un familiar de la persona cuidada. Se caracteriza por no disponer de una formación específica para el desempeño de las tareas del cuidar, no recibir remuneración económica por la labor realizada, tener un grado elevado de compromiso hacia la tarea, con un alto grado de afecto y responsabilidad. (36, 37, 38, 39)

La cuidadora familiar, ofrece a menudo, una atención sin límites de horarios, que puede llegar, en el momento que la enfermedad evoluciona con gran dependencia, a la necesidad de cuidados las 24 horas, los 365 días del año. (36, 37, 38, 39)

Se asume, por los puntos de coincidencia con estudios revisados, y el contexto donde se investiga, la definición de cuidadora familiar como: aquella persona que asiste o cuida a otra afectada de cualquier tipo de discapacidad, minusvalía, o incapacidad que le dificulta o impide el desarrollo normal de sus actividades vitales o de sus relaciones sociales. (37, 39)

Una parte de las cuidadoras principales se benefician del apoyo de otro familiar y este apoyo es sobre todo de tipo instrumental y emocional. Aún en el caso de que los cuidadores secundarios no tienen la responsabilidad del cuidado ayudan de forma clara a la cuidadora principal. (36, 39) Estos postulados resultados de la revisión a otros autores no se manifiestan de igual manera en el contexto estudiado, la comunidad de Casenga.

Tabla 10. Distribución de cuidadores, según número de personas que cuida

Número de personas que cuida	No.	%
Solo una	97	100
Más de una	-	-
Total	**97**	**100**

Fuente: Encuesta aplicada a los cuidadores.

La totalidad de los cuidadores solamente se dedica al cuidado de un único paciente. No es raro encontrar lugares donde el cuidador tiene a su cargo el cuidado de más de un paciente, en un mismo hogar, o en hogares diferentes, simultaneándose el cuidado de éstos. En el caso que ocupa la presente investigación, no ocurre así.

Tabla 11. Distribución de cuidadores, según información acerca de la enfermedad

Información acerca de la enfermedad.	No.	%
Posee	6	6,19
No posee	91	93,81
Total	**97**	**100**

Fuente: Encuesta aplicada a los cuidadores.

Más del 90 % de los cuidadores no poseen conocimiento alguno sobre la enfermedad que padece el paciente bajo su cuidado, solo el 6,19 % posee algún tipo de conocimiento sobre la entidad patológica.

El autor piensa oportuno significar que en el proceso investigativo se constata que no existe una política de salud basada en la prevención, no está creada como ya se ha enunciado una infraestructura que soporte esta atención, por lo que la población tiene la cultura de asistir al médico solo al aparecer la enfermedad, en la mayoría de los casos, en estadios avanzados.

Tabla 12. Distribución de cuidadores, según motivos para cuidar al paciente

Motivos para cuidar al paciente.	No.	%
Por lazos afectivos	86	88,6
Por interés económico	2	2,06

Porque es mi deber	9	9,2
Total	**97**	**100**

Fuente: Encuesta aplicada a los cuidadores.

Más del 85% cuidan al paciente por lazos afectivos, los cuales van más allá de tener lazos de consanguinidad, pues muchos vecinos se comportan como un familiar, por un problema cultural. En tal sentido, también participan algunas personas que son religiosas (entre las que consideran que es un deber cuidar al prójimo).

Aunque en menor número, un reducido 2 % lo hace por obtener remuneración económica, como una fuente o vía de ingreso. Estos son los considerados en la literatura revisada como cuidador no profesional formal, y es toda aquella persona que presta sus servicios en el cuidado a personas dependientes, y que recibe una remuneración económica por los servicios prestados y sin una formación específica. [(39)]

Tabla 13. Distribución de cuidadores, según situación económica percibida en el hogar

Situación económica percibida	No.	%
Buena	-	_
Regular	6	6,19
Mala	91	93,81
Total	**97**	**100**

Fuente: Encuesta aplicada a los cuidadores.

La situación económica que presentan los pacientes en sus domicilios son precarias, si se tienen en cuenta que la comunidad de Cazenga adolece de las elementales condiciones higiénico– sanitarias, calles sin asfalto, no existe sistema de abasto de agua, ni alcantarillado para el drenaje de las aguas albañales las cuales corren por las calles e incrementan los riesgos de infecciones, no disposición de recolección de residuales sólidos, ni recipientes colectivos para su recolección, entre otras carencias. (Ver Anexo 10)

Tabla 14. Distribución de cuidadores, según padecimiento de enfermedades

Padecimiento de enfermedades	No.	%
No padece	74	76,28
Padece	23	23,72
Total	**97**	**100**

Fuente: Encuesta aplicada a los cuidadores.

Aunque el mayor porciento 76,28 refiere no padecer de enfermedad alguna, se puede inferir un sub registro en cuanto a ello, pues en relación con el análisis anterior, la cultura en la población de prevenir las enfermedades es casi nula, no se constatan programas preventivos a tales efectos, la política de salud que existe se enfoca al carácter curativo, al estar presente la enfermedad.

En un número de personas, en este caso, los cuidadores, se descubre que padecen una o varias enfermedades de manera fortuita y casual.

Tabla 15. Distribución de cuidadores, según experiencia

Experiencia de cuidador	No.	%
Tiene	-	-
No tiene	97	100
Total	**97**	**100**

Fuente: Encuesta aplicada a los cuidadores.

La totalidad de los cuidadores no tiene antecedentes, y por tanto tampoco experiencias en brindar cuidados a pacientes. De ahí el reto a afrontar por el equipo de salud y especialmente por el personal de Enfermería. Lo que coincide en la propuesta de una estrategia de intervención domiciliaria coordinada por enfermeros. (40)

Tabla 16. Distribución de cuidadores, según atención servicio de salud

Atención servicio de salud	No.	%
Tiene	9	9,2
No tiene	88	90,8
Total	**97**	**100**

Fuente: Encuesta aplicada a los cuidadores.

Si los cuidadores no se sienten apoyados y sus temores y necesidades no son atendidas por el equipo de salud, con la consiguiente insatisfacción por la atención recibida, esto redundará en mala calidad de vida para pacientes y cuidadores. (41, 42)

En el caso de Cazenga, ello se potencializa si se conoce que más del 90 % no cuenta con atención de servicio de salud, y aquellos que si la tienen es por que son familiares de personal que laboran en la Compañía Petrolera "*SONANGOL*", por sus siglas en portugués, cuyos trabajadores y/o familiares tienen acceso a los servicios de salud que brinda la Clínica Girasol.

Caracterización de los pacientes

Para la caracterización del paciente se aplicó encuesta (ver Anexo 3).

Tabla 17. Distribución de pacientes, según edad

Edad	No.	%
Menos de 40 años	4	4,12

e/ 40 – 59 años	51	52,57
e/ 60 – 79 años	32	32,98
80 años y más	10	10,33
Total	**97**	**100**

Fuente: Encuesta aplicada a los pacientes.

El mayor porciento de pacientes se encuentra en el grupo etáreo comprendido entre los 40 – 59 años de edad en un 52,57 coinciden estas cifras con lo referido en la literatura revisada.

Tabla 18. Distribución de pacientes, según sexo

Sexo del paciente	**No.**	**%**
Femenino	56	57,7
Masculino	41	42,3
Total	**97**	**100**

Fuente: Encuesta aplicada a los pacientes.

En la literatura se recoge la mayor incidencia de pacientes aquejados por un AVE, en pacientes del sexo masculino, sin embargo, en el caso del estudio realizado en la comunidad de Cazenga, ocurre lo contrario, con mayor incidencia en el sexo femenino en un 57,7%.

Tabla 19. Distribución de pacientes, según estado conyugal

Estado conyugal del paciente	**No.**	**%**
Casado	74	76,2
Soltero	-	-
Viudo	23	23,8
Total	**97**	**100**

Fuente: Encuesta aplicada a los pacientes.

Más del 75% de los pacientes poseen el status de casado, en éstos, por lo general sus cuidadores son sus parejas.

Tabla 20. Distribución de pacientes, según nivel educacional

Nivel educacional del paciente	No.	%
Primaria sin terminar	51	52,57
Primaria secundario	12	12,37
Enseñanza Media sin terminar	5	5,15
No posee estudios	29	29,91
Total	**97**	**100**

Fuente: Encuesta aplicada a los pacientes.

El porciento de iletrados, junto a aquellos pacientes que no terminaron la enseñanza primaria, constituyen más del 89% de éstos. El que posean un bajo nivel educacional, unido a similar status en los cuidadores, así como lo referenciado por otros autores, justifican la importancia del desarrollo estrategias de intervención de enfermería para los cuidados domiciliarios a pacientes con AVE, con acciones dirigidas a los cuidadores, con el propósito de potenciar los cuidados que éstos han de brindar. [(40)]

Tabla 21. Distribución de pacientes, según otras patologías asociadas

Patologías asociadas	No.	%
Otras patologías asociadas	58	59,7
Sin otras patologías asociadas	39	40,3
Total	**97**	**100**

Fuente: Encuesta aplicada a los pacientes.

En la mayoría de los pacientes que hoy se conoce que tienen una o varias patologías asociadas, es debido a que en el transcurso de su enfermedad reciente (AVE) se les diagnosticó ésta, pues fueron detectadas al azar, así en el 40,3% de aquellos que no presentan otras patologías asociadas, puede constituir un sub registro, pues como se comentó anteriormente, no existe una política, ni una cultura preventiva, por lo que es posible que padezcan de otras enfermedades, y no lo conozcan.

Tabla 22. Grado de dependencia de los pacientes para la realización de las actividades de la vida diaria

Actividades de la vida diaria	Grado						Total
	Dependencia total		Dependencia parcial		Independiente		
	No.	%	No.	%	No.	%	
Alimentación	92	94,84	5	5,16	-	-	97
Continencia	92	94,84	5	5,16	-	-	97
Uso del retrete	92	94,84	5	5,16	-	-	97
Vestirse	92	94,84	5	5,16	-	-	97
Bañarse	92	94,84	5	5,16	-	-	97

Fuente: Encuesta aplicada a los pacientes.

El cuadro clínico con que cursan aquellos pacientes que logran sobrevivir es muy heterogéneo, con secuelas que varían según la gravedad del AVE, lo que incluye, entre otras, alteraciones motoras, sensoriales, perceptivas, cognitivas, problemas en la deglución, incontinencia de esfínteres, alteraciones visuales, dolor, mayor riesgo de sufrir caídas, alteraciones en la comunicación, disfunción sexual y depresión. Son secuelas que, con frecuencia, suponen dependencia para la realización de las actividades de la vida diaria, lo que conlleva una repercusión significativa en su percepción de calidad de vida, tanto a nivel físico, psicológico como social. [45, 46]

El autor en base a los resultados obtenidos evidencia una dependencia total en mayor escala, a parcial en el resto de la muestra de los pacientes, lo que justifica que identifique en consonancia con la teoría de Enfermería que sustenta el proceso, afectaciones en el autocuidado, el déficit manifiesto de autocuidado y la necesidad de aplicar los sistemas de enfermería descritos por Dorotea E. Orem.

2.4. Triangulación de los resultados en el diagnóstico inicial

A partir de utilizar el método sistémico estructural y funcional en el análisis de los resultados obtenidos por la vía empírica en esta investigación, el autor utilizó el procedimiento de la triangulación metodológica [49, 50] para agrupar y comparar los datos que evidencian el estado actual de la calidad de vida relacionada con la salud en pacientes con AVE y sus cuidadores, que constituye la variable de estudio en esta investigación. Se utilizó como regla de decisión acerca de la valoración de cada dimensión e indicador de la variable, la siguiente:

Cuadro 3 Reglas de decisión para la triangulación

Criterio de decisión	Nivel
El valor del dato recogido considerado positivo se encuentra entre un 0% y un 50%	Bajo
El valor del dato recogido considerado positivo se encuentra un entre un 51% y un 80%	Medio
El valor del dato recogido considerado positivo se encuentra un entre un 81% y un 100%	Alto

El análisis valorativo esta en relación a los indicadores que se miden y no al porciento de respuesta. Así, los porcientos elevados que se consideran positivos a las afectaciones de la calidad de vida relacionada con la salud se consideraron ALTO (Ver Anexo 4. Cuadro 4 y 5)

Cuadro 6. Dimensiones vs. Instrumentos empleados para obtención de la información

Dimensiones	Instrumentos			
	Análisis documental	Encuesta a cuidadores	Encuesta a pacientes	Observación
Calidad de vida del cuidador	1.1	1.1,1.2,1.3,**1.4**,**1.5**, **1.6**,**1.7**,**1.8**,1.9,1.10, **1.11**,1.12,**1.13**,**1.14**, **1.15**,**1.16**		1.11,1.16
Calidad de vida en el paciente con AVE	2.1		2.2,2.3,2.4,2.5	2.6

En la dimensión No.1 denominada Calidad de vida del cuidador los indicadores 1,1, 1.2 y 1.3 no son significativos a cambios por explorar sexo, edad y estado conyugal de los cuidadores.

El indicador 1.4 resulta ALTO al fusionarse el porciento de cuidadores que no terminaron la enseñanza primaria y aquellos que no tienen ningún tipo de estudio.

El indicador 1.5 relacionado con el vínculo laboral del cuidador, resulta ALTO el número de trabajan fuera del hogar, resulta no significativo, por cuanto no permanecen todo el tiempo junto a los mismos, considerándose que algunos de éstos tienen una dependencia total, igual análisis ameritan los indicadores 1.6 y

1.8. relacionados con la convivencia del cuidador con el paciente y la frecuencia con que ofrece el cuidado. Además de las implicaciones en el orden económico que esto representa.

El indicador 1.7 relacionado con el tiempo como cuidador es ALTO considerándose el número de cuidadores que tienen menos de un año como tal. Similar comportamiento el indicador 1.15 relacionado con la experiencia como cuidador.

También el indicador 1.11 relacionado con la información que poseen los cuidadores sobre la enfermedad del paciente es ALTO.

El indicador 1.13 relacionado con la situación económica en el hogar de los pacientes es ALTO considerándose el nivel de pobreza que presentan éstos.

El indicador 1.14 relacionado con el padecimiento de enfermedades por los cuidadores, aunque es BAJO, ello resulta de un subregistro de éstas, relacionado con el indicador 1.16 relacionado con la atención del cuidador por servicios de salud que se considera ALTO.

En la dimensión No.2 denominada Calidad de vida en el paciente post AVE los indicadores 2,1, 2.2 y 2.3 no son significativos a cambios por explorar sexo, edad y estado conyugal de los cuidadores.

El indicador 2.4 relacionado con el nivel educacional de los pacientes resulta ALTO lo cual puede afectar el autocuidado en función de la comprensión de su enfermedad y el cuidado que le brinde del cuidador.

El indicador 2.5 es ALTO, pues son pacientes que tienen otras patologías asociadas que entorpecen la recuperación de éstos.

El indicador 2.6 resulta ALTO en cuanto al número de pacientes que presentan una dependencia total, así como parcial para la realización de las actividades cotidianas.

La triangulación metodológica realizada a los resultados obtenidos en los instrumentos aplicados posibilitó realizar un inventario de problemas y potencialidades en el proceso de caracterización de los pacientes con AVE y sus cuidadores en la comunidad de Cazenga, como:

Problemas:

- El nivel de instrucción de los cuidadores y de los pacientes es bajo.
- La mayoría de los cuidadores no posee experiencias previas como cuidadores.
- Igualmente la mayoría de los cuidadores no posee conocimientos sobre la patología que aqueja el paciente bajo sus cuidados.
- La situación económica en la mayoría de los hogares es mala.
- Existe un subregistro del padecimiento de enfermedades de los cuidadores, así como la no atención de éstos por servicios de salud de la comunidad.
- Un significativo número de pacientes presentan dependencia total de sus cuidadores para la realización de las actividades cotidianas, tales como: baño alimentación, vestirse, continencia y el uso del retrete.

Potencialidades:

- La totalidad de los cuidadores solo tienen un solo paciente para sus cuidados, lo cual propicia una atención más personalizada.
- La mayoría de los pacientes tienen como cuidadores a familiares de primera línea (esposa(o) e hijos.

Conclusiones del capítulo

Se identifica como variable la calidad de vida relacionada con la salud de pacientes con AVE y sus cuidadores, la cual es definida. Se operacionaliza en dos dimensiones con sus respectivos indicadores.

Luego de realizar el proceso de caracterización obtenido con la aplicación de los instrumentos a este fin a los cuidadores y pacientes como parte de los métodos del nivel empírico empleados por el autor en la presente investigación, se conforma el inventario de problemas y potencialidades, traducido en afectaciones de la calidad de vida relacionada con la salud.

Como problemas: en su mayoría los cuidadores no tienen experiencia como tal (menos de un año); la casi totalidad no tienen ningún tipo de instrucción (estudios realizados) y la inmensa mayoría no tiene conocimiento alguno sobre la enfermedad de su paciente.

Así mismo y en relación a los pacientes: la mayoría de los pacientes tienen una dependencia total de sus cuidadores para poder realizar sus actividades de la vida diaria, solamente el 5% tiene una dependencia parcial, al ser capaces de realizar algunas actividades por sí mismo, pero siempre con la ayuda del cuidador.

Todos estos resultados justifican la necesidad de diseñar una estrategia de intervención domiciliar de Enfermería para pacientes con Accidente Vascular Encefálico que garantice el mejoramiento de la calidad de vida relacionada con la salud de éstos y de sus cuidadores.

CAPÍTULO III.

ESTRUCTURA Y DINÁMICA DE LA ESTRATEGIA DE INTERVENCIÓN DOMICILIARIA DE ENFERMERÍA PARA MEJORAR LA CALIDAD DE VIDA RELACIONADA CON LA SALUD EN PACIENTES CON ACCIDENTE VASCULAR ENCEFÁLICO Y SUS CUIDADORES EN LA COMUNIDAD DE CAZENGA

CAPÍTULO III. ESTRUCTURA Y DINÁMICA DE LA ESTRATEGIA DE INTERVENCIÓN DOMICILIARIA DE ENFERMERÍA PARA MEJORAR LA CALIDAD DE VIDA A PACIENTES CON ACCIDENTE VASCULAR ENCEFÁLICO, Y SUS CUIDADORES

En este capítulo se presenta el modelo de la Estrategia de intervención domiciliaria de Enfermería propuesta, para el mejoramiento de la calidad de vida en pacientes con Accidente Vascular Encefálico y sus cuidadores, al seguir la lógica asumida en la investigación y los fundamentos teóricos que constituyeron referentes importantes para su diseño y ejecución.

3.1 Proceso de Modelación

En el fundamento de toda actividad investigativa con carácter científico es necesario la realización de determinadas fundamentaciones teóricas, las cuales constituyen diseños abstractos que muestran las cualidades del objeto de estudio, que se identifica en esta investigación, como: el proceso de intervención de Enfermería en pacientes con Accidente Vascular Encefálico.

Así como las formas en que se producen las relaciones entre sus componentes, su evaluación como proceso y la valoración en torno a los sustentos teóricos de las Ciencias de la Enfermería que sirven de base para su elaboración. Para ello, el autor se vio en la necesidad de profundizar en los sustentos y fundamentos acerca de los modelos como resultado científico y la modelación como método de investigación.

Los modelos son construcciones teóricas con planos abstractos que reflejan las cualidades de un objeto y las relaciones entre sus componentes, así como los presupuestos teóricos que le ha servido de base para su elaboración. (47)

La aplicación de la lógica interna para el estudio del objeto, permitió la observación sistemática, la reflexión, la interpretación crítica de las experiencias, su reordenamiento, su reconstrucción, para de esta forma contribuir a tomar decisiones para la transformación de la práctica, explicar los procesos estudiados, determinar etapas, factores, desaciertos y logros.

Un momento importante de la investigación en esta lógica, lo constituye el proceso de modelación de la Estrategia de intervención domiciliar de Enfermería para mejorar la calidad de vida relacionada con la salud en pacientes con Accidente Vascular Encefálico, y sus cuidadores.

Pérez Gastón señaló que: "el modelo es una representación simplificada de la realidad, que cumple una función heurística, porque permite descubrir y estudiar nuevas relaciones y cualidades del objeto". (48)

Valle Lima define el modelo científico como: " ... la representación de aquellas características esenciales del objeto que se investiga, que cumple una función heurística, ya que permite descubrir y estudiar nuevas relaciones y cualidades de ese objeto de estudio con vistas a la transformación de la realidad", destaca además que, en el proceso de modelación se produce la transformación sistemática de un fenómeno sujeto a leyes, que tiene como punto de partida un análisis de la realidad sobre el que se logra una abstracción, que posteriormente se materializa para obtener nuevos conocimientos sobre la realidad que se investiga y poderla transformar. (49)

Añorga Morales, J. y colaboradores reconocen que la modelación como método: "... se convierte en un instrumento de la investigación de carácter material teórico, (...) en aras de reproducir simplificada y subjetivamente la parte de la realidad objetiva que se estudia como objeto (...) se convierte en paradigma estable o transitorio, de quienes continúan adentrándose en la esencia de un fenómeno y su forma externa o envoltura suele expresarse como diseño de estrategias, formas, tecnologías, instrumentos o proyectos curriculares en los distintos niveles". [50]

La sistematización a investigaciones sobre modelación desarrolladas en los últimos años, permite identificar diferentes definiciones y puntos de vista, entre los que se destacan: Tyler (1950) [51] ; Austin, W. (1983) [52] ; Stufflebeam (1987) [53] ; Valle, A.(1987) [54]; Scriven (1991) [55] ; Pérez Gastón (1996) [56] ; GIL, A.C. (1996) [57]; Gonçalves, E. P. (1996) [58]; Mattar, F.N. (1996) [59]; Añorga, J. (1997) [60] ; Valcárcel, N. (1998) [61] ; Bringas, J. (1999) [47]; Arrechea, M. (2000) [62]; Kirkpatrick (2000) [63]; González, D. (2001) [64] ; Ferrer, ML. (2002) [65]; Añorga, J. (2002) [66] ; Cervo, A. L. (2002) [67]; Fuhrmann, N. L. (2003) [68]; Santos, J. (2005) [69] ; Reyes, O (2005) [70] ; Fonseca, O. J. M. (2005) [71]; Torres, P. (2006) [72] ; Namen, F. M. (2006) [73]; Spector, N. (2006) [74]; Valle, A.(2007) [75]; Ruíz Aguilera, A. (2009) [76]; Añorga, J. (2010) [50]; Triviño (2011) [78]; Avila Sánchez, M. (2012) [79]; Grey. X. (2012) [80]; Borges, L. (2014) [81]; entre otros, que posibilitan se reconozca un grupo de características presentes en el proceso de modelación, entre las que se encuentran:

1. Constituye una reproducción que esquematiza las características de la realidad, que permite adentrarse en su estudio.

2. Debe ser operativo y más fácil de estudiar que el fenómeno real. Se puede modificar, transformar, someter a estímulos diversos con vista a su estudio.
3. Puede representarse un mismo fenómeno de la realidad por varios modelos.
4. Sus variables, relaciones y constantes del modelo se interpretan a partir de una teoría científica.

Los modelos por tanto se caracterizan generalmente por su provisionalidad, adaptabilidad, optimización, carácter organizador en el proceso, utilidad teórica científica, investigativa, tecnológica y práctica [(80)]. Deben cumplir con un determinado nivel de analogía estructural y funcional con la realidad, de manera que permita extrapolar los datos obtenidos en el modelo, al objeto o fenómeno estudiado.

La modelación opera de forma teórico – práctico, con un objeto, no en forma directa, sino utiliza cierto sistema de intermedio auxiliar, natural o artificial. Como método científico está presente en caso todas las esferas de la actividad cognoscitiva y transformadora del hombre, determinado por la lógica interna del desarrollo de las ciencias y particularmente por la frecuente necesidad de un reflejo mediatizado de la realidad objetiva. [(80)]

En la modelación, entre el investigador y el objeto que se desea modelar, el modelo actúa como mediador y representante sustituto. Se necesita para organizar la cantidad de información que llega al sujeto y puede considerarse un procedimiento gnoseológico que se utiliza para limitar la diversidad en los fenómenos conocidos. [(80)]

El modelo que se propone al diseñar la Estrategia de Intervención domiciliar de Enfermería para mejorar la calidad de vida relacionada con la salud en pacientes con Accidente Vascular Encefálico y en sus cuidadores, toma como base los principios de la modelación señalados por Bringas Linares [(47)], ellos son:

- Principio de la consistencia lógica: la elaboración del modelo exige tomar en cuenta la ley lógica de la razón suficiente, que expresa que toda construcción teórica es válida siempre que esté bien fundamentada y se deduzca de un sistema de conocimientos aceptados como verdadero por parte de la comunidad científica. Para el diseño de la propuesta se sistematizaron las obras científicas de autores, que permitieron fundamentarla, desde sustentos teóricos de la ciencia a la cual tributa.
- Principio de la analogía o el raciocinio por analogía: consiste en suponer que entre dos cosas que se parecen y a la vez son diferentes, las semejanzas son lo suficientemente numerosas como para atribuirles cualidades de una a la otra. La analogía es una conclusión a la cual se llega producto del razonamiento. Como base de tales presupuestos, está el hecho de que las propiedades inherentes a determinados objetos están interrelacionadas entre sí, como consecuencia de lo cual la presencia de unas propiedades presupone la existencia de otras en otros objetos.
- Se evidencia en la propuesta desde las propias relaciones que se revelan entre los componentes diseñados y las que se manifiestan en el propio proceso de implementación.

  Principio del enfoque sistémico: exige que sean tomadas en cuenta las interdependencias directas e indirectas de los componentes del modelo, al considerar que estos son subsistemas de sistemas de orden superior, que tienen un carácter abierto y que la estructura depende de las funciones y el ordenamiento del objeto investigado.

Este enfoque permite penetrar en la esencia del objeto y organizar la ubicación de los componentes con sus respectivas relaciones. El modelo, por consiguiente, debe ser capaz de reflejar determinada composición, estructurada por elementos, procesos y fenómenos del objeto investigado que representan la base de su estructura y organización.

Presente en el diseño, desde la propia concepción que parte de las relaciones de subordinación entre sus componentes, de coordinación entre estos, así como los elementos metodológicos y procesales que se manifiestan.

- Principio de la simplicidad y a asequibilidad: establece que el diseño del modelo teórico debe ser lo más elemental y sencillo posible. Lo simple no es sinónimo de lo fácil, todo lo contrario, este aspecto comienza y termina como uno de los problemas más complejos que se debe enfrentar en la investigación, ya que el modelo debe ser portador del universo del objeto que se investiga, y todo esto hay que hacerlo con palabras, símbolos y señales.

Estos principios de la modelación se ponen de manifiesto en la Estrategia de Intervención domiciliar de Enfermería para mejorar la calidad de vida relacionada con la salud en pacientes con Accidente Vascular Encefálico y sus cuidadores, al evidenciarse las relaciones entre los componentes de la estrategia, los objetivos y acciones de cada etapa y el diagnóstico de los problemas y la solución que se encuentra. Con una consistencia dada por los fundamentos filosóficos, pedagógicos, sociológicos, psicológicos, de la Enfermería y éticos de la estrategia.

3.2. Fundamentos de la Estrategia de intervención domiciliar de Enfermería para mejorar la calidad de vida relacionada con la salud a pacientes con Accidente Vascular Encefálico, y sus cuidadores

Para conformar la Estrategia de Intervención domiciliaria, el autor parte de la elaboración de sus fundamentos teóricos desde el punto de vista filosóficos, pedagógicos, sociológicos, psicológicos, de la Enfermería y éticos, los cuales permiten dar coherencia, carácter científico y organización para lograr mejorar la calidad de vida relacionada con la salud en pacientes con Accidente Vascular Encefálico, y sus cuidadores.

A los fines de esta tesis se asumen como fundamentos, los siguientes: Fundamentos Filosóficos: los principios de la dialéctica materialista constituyen los fundamentos básicos de la Estrategia de Intervención domiciliaria de Enfermería, capaz de evidenciar el proceso del conocimiento del hombre, de su existencia y sus objetivos de vida y de la sociedad, en su integridad. Se destaca el humanismo marxista, y la unidad de la teoría y la práctica, y en especial el papel del trabajo en el desarrollo de la personalidad y la actividad transformadora de la práctica social.

Por ello, la Estrategia de Intervención domiciliaria de Enfermería, se diseña en función de la preparación de estos profesionales para la identificación, preparación, conducción y control de los cuidadores de los pacientes que han sufrido un Accidente Vascular Encefálico, una vez que se ha efectuado el alta hospitalaria.

La concepción filosófica encuentra su máxima expresión en la relación existente entre el personal enfermero, los cuidadores y sus pacientes, al aceptarse la práctica como criterio de la verdad, la cual se sustenta en el intercambio crítico – transformador que permite el mejoramiento de la calidad de vida relacionada con la salud de los pacientes y los propios cuidadores.

Fundamentos Pedagógicos: como pilar del modelo se identifican los referentes desde las Ciencias Pedagógicas que permiten sustentar la Estrategia de Intervención domiciliaria como resultado de la sistematización, realizada a la obra de los autores referidos en capítulos anteriores, permite afirmar que la misma ha seguido un camino evolutivo en ascenso como consecuencia directa e indirecta de la propia acción coordinada por enfermeros para su implementación.

Lo que ha contribuido a aunar criterios encaminados a lograr una mayor comprensión en su abordaje, en tanto directivos y autor coinciden en reconocer la necesidad de su implementación, así como la preparación de los cuidadores que han de tener a cargo el cuidado de los pacientes, brindándole el grado de capacitación requerida en cada caso.

En el desarrollo y puesta en práctica de la propuesta están involucrados recursos humanos (médicos, enfermeras, rehabilitadores, trabajadores sociales, entre otros), que desempeñan diferentes roles dentro de este proceso que fungen como capacitadores, evaluadores, comunicadores, y gestores para lo cual deben estar preparados.

Fundamentos Sociológicos: la Estrategia de intervención domiciliar de Enfermería para mejorar la calidad de vida relacionada con la salud en pacientes con Accidente Vascular Encefálico, y sus cuidadores, constituye parte de la realidad que rodea la atención domiciliaria de aquellos pacientes que han sufrido un Accidente Vascular Encefálico y que necesitan, por su largo tiempo de recuperación, de la continuidad de cuidados en el domicilio.

Para lo cual deben contar con cuidadores (familiar o no), previamente seleccionado, adiestrado, y supervisado de manera sistemática, por el personal enfermero. Ello responde a una necesidad social e histórica concreta, la atención de salud a la población.

Con respecto a ello Terrero Laffita, A., destaca que: "cada época en correspondencia con el nivel de desarrollo de sus fuerzas productivas exige de determinado tipo de hombre para cada lugar concreto. De esta dinámica interna emanan las formas concretas del ser social, psicología social y todos sus productos, donde tienen lugar las teorías pedagógicas y sus modelos". (81)

Por ello, como reflejo que son de las condiciones materiales de vida de los hombres, tienen un carácter histórico-social. La propuesta al surgir de la necesidad objetiva de una época y de una sociedad, deviene en alternativa de solución al problema del seguimiento y recuperación de los pacientes que han sufrido un AVE y, por tanto, constituye la anticipación de una realidad futura e ideal; favorece un nuevo punto de vista en tal sentido, ya que permite evidenciar el mejoramiento de la calidad de vida relacionada con la salud tanto en los pacientes, como en sus cuidadores.

Fundamentos Psicológicos: el enfoque histórico cultural se asume como fundamento psicológico para la conformación de la estrategia, a partir de la interpretación del materialismo dialéctico e histórico que realizó L. S. Vigotsky (77) y otros seguidores, en particular, las ideas relacionas con el aprendizaje como actividad de carácter social, el papel activo del sujeto en su aprendizaje, favorecido por la unidad de lo cognitivo con lo afectivo en dicho proceso de aprendizaje, lo que permite niveles superiores de desarrollo y de conocimiento a partir de la actividad y la comunicación adecuada entre enfermeros, cuidadores y pacientes.

Desde estos presupuestos psicológicos, se destaca el papel de las vivencias de los participantes en dichas relaciones y su integración en aras de mejorar la calidad de vida relacionada con la salud esperada.

Fundamentos de la Enfermería: Por reconocer en la propuesta una contribución a la ciencia de la Enfermería es pertinente retomar lo aseverado por el autor en el capítulo en cuanto a los modelos de Enfermería, donde planteó que, según se describe algunos profesionales lo asumen como una serie de tareas relacionadas con aspectos fisiológicos o biológicos, y con lo relacionado a los procesos de organización. Sin embargo, cualquier modelo asumido para el accionar de Enfermería, llevará implícito la valoración que hay efectuar, los cuidados propios y cómo lograrlos.

Por reconocerse como el método científico de la profesión, el Proceso de Atención de Enfermería deberá estar implícito, para lograr que sus cuidados sean más eficaces y eficientes.

La salud es un estado que para la persona significa cosas diferentes en sus distintos componentes, el ser humano trata de conseguirla con el uso de sus facultades para llevar a cabo acciones que le permitan integridad física, estructural y de desarrollo.

La Enfermería es proporcionar a las personas y/o grupos asistencia directa en su autocuidado, según sus requerimientos, debido a las incapacidades que vienen dadas por sus situaciones personales.

Los Cuidados de Enfermería se definen como ayudar al individuo a llevar a cabo y mantener, por sí mismo, acciones de autocuidado para conservar la salud y la vida, recuperarse de la enfermedad y afrontar las consecuencias de ésta.

El autor, fundamenta la propuesta desde la ciencia enfermera en los supuestos de la teoría de Dorothea E. Orem, al valorar como desde el fortalecimiento del autocuidado, compensar el déficit de autocuidado en los sujetos objetos de estudio, y la aplicación de los sistemas de Enfermería, descritos por esta teórica mejora la calidad de vida relacionada con la salud de ambos componentes, paciente y cuidador.

La ausencia del recurso enfermero, en la atención domiciliar, aporta desde los sistemas desde el totalmente, el parcialmente compensatorio y el apoyo educativo a quien ofrecerá el cuidado, el cuidador, que suple desde el contexto de desarrollo de la investigación, el cuidado enfermero, brinda conocimientos de este tipo de cuidado, favorece el desarrollo de habilidades, logra la interacción con el enfermo a través de este ente (el cuidador), así como suple en el papel coordinador del equipo multidisciplinario las relaciones, enfermero-paciente-cuidador-equipo de salud.

Reitera el autor que no descarta las referencias de otros modelos, en la aplicación del método científico de la profesión en el accionar del cuidado domiciliar, así mismo, como el enfoque integral en el cuidado del enfermo y su cuidador, que favorecería la calidad de vida relacionada con la salud de ambos.

3.3. Estrategia de Intervención. Estructura y relaciones entre sus componentes

Las estrategias constituyen procesos complejos de toma de decisiones que comienzan al existir una necesidad (planificación), y donde se traza un objetivo que debe ser cumplido.

En los últimos años se han diseñado estrategias de diferentes tipologías contextualizas en diferentes esferas, aplicándose en la práctica las acciones que contribuyeron al mejoramiento del objeto.

Para Valle Lima, la estrategia es un conjunto de acciones secuenciales e interrelacionadas que parten de un estado inicial (dado por el diagnóstico) y permiten dirigir el paso a un estado ideal consecuencia de la planeación. Los componentes del sistema son: la misión, los objetivos, las acciones, los métodos y procedimientos, los recursos, los responsables de las acciones y el tiempo en que deben ser realizadas; las formas de implementación y las formas de evaluación. (84)

El análisis realizado por Valcárcel, N. aporta consideraciones valiosas que revelan el carácter rector de los objetivos y su relación con las acciones y metas que contribuirán a su cumplimiento, la selección de las prioridades y la posibilidad de proponer una proyección con carácter de sistema y sistemático para resolver el problema. (64) Se destacan entre ellas:

- Siguen una secuencia de lo general a lo particular. Se inician con una ubicación de tendencias del entorno y fijan aspiraciones globales, que se tratan de concretar en objetivos y metas específicas para áreas determinadas.
- Es un proceso de derivación de objetivos, con la intención de establecer una armonía entre lo deseado a largo y corto plazo.
- Se persigue alcanzar una continuidad entre las tres dimensiones temporales de existencia de una institución (pasado-presente-futuro), que parte de lo ya hecho y sin esquematizarse en ello, trabajar en presente para lograr el futuro.

- A la estrategia no le es dado aspirar a querer avanzar en todas las exigencias que aparecen en el entorno organizacional. Es preciso en cada proyección definir puntos clave que constituyen las aspiraciones prioritarias que deben ser resueltas primero, para poder luego avanzar en otras áreas.
- Las metas finales, las particulares, las específicas, han de poder medirse de alguna manera como vía para valorar la eficiencia de la estrategia y su metodología.

Al asumir como base los aspectos referidos a la modelación científica, y estado de arte sobre las estrategias, se modela la Estrategia de intervención domiciliar de Enfermería para mejorar la calidad de vida relacionada con la salud en pacientes con Accidente Vascular Encefálico, y sus cuidadores.

El investigador asume estos aspectos y reconoce que la estrategia está conformada por componentes relacionados en un sistema, reconociéndose como tales: misión, objetivos, acciones, métodos y procedimientos, recursos responsables de las acciones y tiempo en que deben ser realizadas, formas de implementación y formas de evaluación, organizadas en fases o etapas.

Propone una definición operacional de Estrategia de intervención domiciliar de Enfermería para mejorar la calidad de vida relacionada con la salud en pacientes con Accidente Vascular Encefálico, y sus cuidadores, la cual define como: el conjunto de acciones secuenciales e interrelacionadas dirigidas a la identificación, preparación, conducción y supervisión del cuidador domiciliario, de pacientes con Accidente Vascular Encefálico, encaminadas a mejorar la calidad de vida relacionada con la salud en pacientes y los propios cuidadores desde el logro de disminución de las afectaciones del estado económico y sus factores, al propiciar ambiente psicológicos y de bienestar, que favorezcan el validismo y la capacidad funcional, apoyado en las interacciones sociales con el equipo multidisciplinario coordinado por Enfermeros.

Estructura de la Estrategia de Intervención domiciliar de Enfermería

El autor presenta gráficamente, la estructura de la Estrategia de intervención domiciliar de Enfermería para mejorar la calidad de vida relacionada con la salud en pacientes con Accidente Vascular Encefálico, y sus cuidadores. (Figura 1)

FIGURA 1. MODELO DE LA ESTRATEGIA DE INTERVENCIÓN DE ENFERMERÍA PARA MEJORAR CALIDAD DE VIDA RELACIONADA CON LA SALUD A PACIENTES CON AVE Y SUS CUIDADORES EN LA COMUNIDAD DE CAZENGA

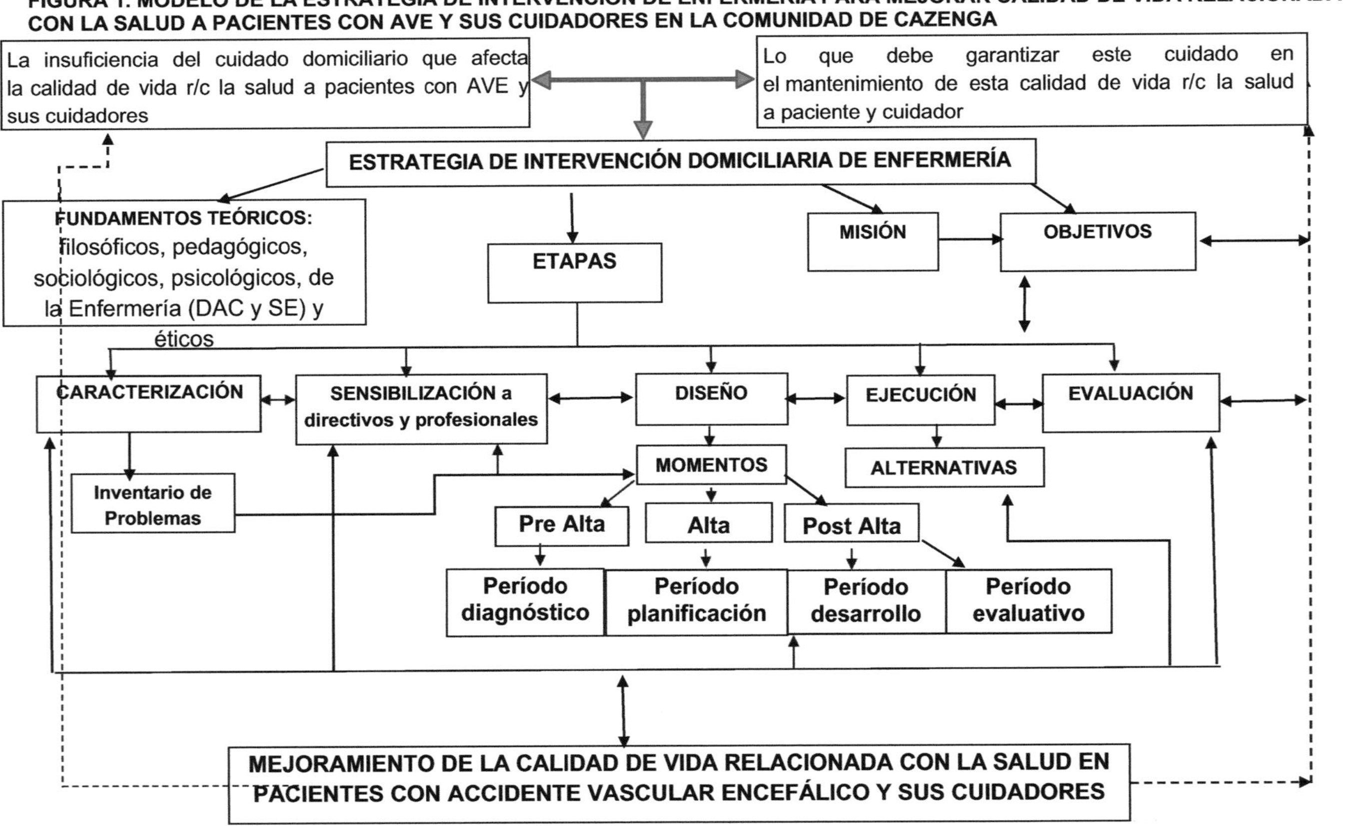

Un elemento significativo en la estructura de la estrategia es justamente definir su misión y objetivo general expresados como:

Misión: la identificar, preparar, conducir y supervisar los cuidadores para la atención domiciliaria a pacientes con Accidente Vascular Encefálico, para mejorar la calidad de vida relacionada con la salud de ambos.

Objetivo general: Mejorar la calidad de vida relacionada con la salud de pacientes con Accidente Vascular Encefálico, y en sus cuidadores en la comunidad de Cazenga.

Etapas de la Estrategia de Intervención domiciliaria: cuenta con cinco etapas definidas para su establecimiento, cuyas particularidades son abordadas más adelante. Estas etapas son: **Etapa I.** Caracterización, que implica la determinación de problemas; **Etapa II.** Sensibilización de directivos y profesionales del sistema; **Etapa III:** Diseño de las alternativas de la Estrategia de intervención domiciliaria; **Etapa IV:** Ejecución de la Estrategia de intervención domiciliaria; y **Etapa V:** Evaluación de la estrategia en su conjunto.

El Modelo de la Estrategia de Intervención cuenta con **cualidades**, ellas son: Flexible: ya que su diseño permite la adaptación a diferentes escenarios y contextos, ejecutándose acciones acordes a las características de cada población y territorio, así como el carácter de retroalimentación permanente que permite modificaciones en cualquier momento según sean las necesidades de cambio.

Contextualizada: su diseño toma en consideración, las características propias de cada locación, incluso domicilio y el contexto de transformaciones presentes y futuras, lo que permite su adaptabilidad acorde con las necesidades propias en cada momento y lugar.

Integradora: al favorecer con un sentido integrador y de sistematicidad la acción conjunta de cuidadores y otros profesionales de la salud, liderados por el personal enfermero, en aras de una atención integral al paciente.

Sistémica: al favorecer la coordinación e integración horizontal y vertical en la atención domiciliaria del paciente AVE y a sus cuidadores.

Humanista: a partir del protagonismo del propio paciente y del cuidador. Al situar las aspiraciones éticas, espirituales, sociales y profesionales del hombre en el centro del problema, al contribuir a mejorar la calidad de vida relacionada con la salud en los pacientes y en sus cuidadores, sitúa además al personal de Enfermería en función coordinadora como agente de cambio de los propios miembros del equipo multidisciplinario.

Participativa: donde el personal enfermero insta al resto del equipo de salud a emprender acciones de manera conjunta para el logro de una mejor calidad de vida en los pacientes durante su rehabilitación tras un AVE, al igual que en sus cuidadores.

Personalizada: al prevalecer la tendencia a respetar al paciente y su cuidador vistos como seres biopsicosociales y no como seres biológicos solamente, al valorar sus necesidades afectadas, como seres únicos e irrepetibles. Colaborativa: Integra tempranamente (desde antes del alta hospitalaria), procedimientos que propician el trabajo en conjunto entre los diferentes profesionales que intervienen en la estrategia, los cuidadores, los propios pacientes y los ejecutivos.

Dinámica de la Estrategia de Intervención domiciliaria

Toda vez que se estudiaron las propuestas de otros autores de Estrategias de Intervención, el autor propone una nueva dinámica de aplicación, ajustada a las condiciones y condiciones del objeto evaluable, así:

Etapa I. Determinación de problemas y potencialidades.

Esta etapa tiene como **objetivos**: caracterizar el comportamiento del seguimiento del paciente con AVE una vez ofrecida el alta hospitalaria. Determinar afectaciones en la calidad de vida relacionada con la salud del paciente y cuidador.

Confeccionar el inventario de problemas que dificultad o entorpecen el proceso de recuperación, así como las potencialidades.

Los principales problemas identificados fueron:

- Malas condiciones higiénico – sanitarias en los domicilios de manera general.
- Bajo nivel de instrucción de la población de manera general.
- Larga estadía en la recuperación y/o rehabilitación de los pacientes aquejados de un Accidente Vascular Encefálico.
- La calidad de vida relacionada con la salud de los pacientes con Accidente Vascular Encefálico de la comunidad de Cazenga está afectada, si se tiene en cuenta que la mayoría de éstos no son capaces de valerse por sí mismos, por lo que requieren de otros que le brinden cuidados.
- Las personas que fungen como cuidadores, lo hacen de manera intuitiva, pues nunca han recibido ningún tipo de preparación, ni orientación para ello. Cuestión que afecta también su calidad de vida relacionada con la salud al no proveer por desconocimiento el cuidado adecuado.
- No existencia de políticas preventivas de salud.

- Los pacientes dados de alta, en menos de 24 horas regresaban al hospital.
- La estadía hospitalaria era larga (hasta un año, por lo general), pues no existía una estrategia para garantizar cuidados extra hospitalarios, convirtiéndose los hospitales en verdaderos depósitos de enfermos crónicos.
- Las infecciones intrahospitalarias iban en aumento.

Etapa II. Sensibilización de directivos y profesionales del sistema.

Esta etapa tiene como **objetivo** principal: sensibilizar a directivos y profesionales del sistema en la importancia de desarrollar la intervención.

No se recogen antecedentes en Angola sobre la aplicación de estrategias dirigidas a la atención domiciliaria a pacientes con AVE, es el autor de esta investigación quien, imbuido en algunos trabajos relacionados al respecto, realizados en Portugal, Francia, Cabo Verde, Mozambique, Costa Rica y Brasil, que decide comenzar con este proyecto.

Tomó un año el convencer a la dirección de la Clínica Girasol sobre la necesidad de este proyecto. Es justamente en diciembre de 2010 que se recibe la autorización para comenzar el mismo, tras negociación que duró justamente un año, y dos años más tarde, en el 2012, es que se oficializa.

Este proyecto tiene como peculiaridad que no distingue estrato social, lo mismo se aplica en ministros, generales, embajadores, diputados, familiares de éstos; como en personas que viven en favelas; no hay distinción para ello, lo que refuerza el carácter integracionista y humanista.

Etapa III: Diseño de las alternativas de la Estrategia de intervención domiciliaria de Enfermería.

Esta etapa se propone como **objetivo** principal: diseñar las alternativas de la Estrategia de intervención domiciliaria de Enfermería.

La tercera etapa cuenta con tres momentos, cada uno con períodos y algunos de éstos con fases, cada una con sus correspondientes alternativas de acciones.

Primer momento: Pre Alta.

I. Período de Diagnóstico:

- Identificación del cuidador.
- Valoración de las condiciones del hogar. (Con la participación en este diagnóstico inicial de la trabajadora social).
- Valoración de los posibles cambios a realizar en el hogar.

Segundo momento: Alta.

II. Período de Planificación:

- Valoración del grado de invalidez, así como de las necesidades afectadas por el paciente, al alta de la institución hospitalaria.
- Establecimiento del Plan de Cuidados acorde a las necesidades del paciente.

Tercer momento: Post Alta (en el domicilio).

III. Período de Desarrollo:

a) Curativa o Demostrativa (Primera fase).

- El personal de Enfermería demuestra al cuidador, las formas correctas de realizar las técnicas y/o procedimientos de Enfermería. (*)

b) Orientadora o correctiva (Segunda fase).

- El cuidador devuelve las técnicas y/o procedimientos, al personal de Enfermería, y éste le corrige las dificultades encontradas.

IV. Período Evaluativo:

- Análisis del Plan de Cuidados aplicado.
- Análisis de las respuestas del paciente.
- Retroalimentación de la Intervención Domiciliaria.

Etapa IV: Ejecución de la Estrategia de intervención domiciliaria de Enfermería.

Esta etapa se propone como **objetivo** principal: ejecutar la Estrategia de intervención domiciliaria de Enfermería a través de acciones concretas.

Las alternativas de acciones de la Estrategia de Intervención domiciliaria se despliegan a través de tres momentos, como se describe en la etapa III, de así:

Primer momento: Pre Alta.

Este tiene lugar en el hospital antes de producirse el alta médica del paciente.

En el período de diagnóstico, se desarrollan como alternativas de acciones:

- Para la identificación del cuidador: se valora entre los familiares del paciente cuál es aquel que reúne las condiciones elementales para poder desempeñar dicho rol. Se realiza inicialmente entre la esposa (s), esposo, hijo(s), hermanos, así como cualquier otro familiar o persona allegada al mismo, con la cual no necesariamente tienen que existir lazos de consanguinidad, puede ser un vecino, otra persona distante, incluso algún miembro de la iglesia.
- En la preparación del cuidador: Una vez identificada la persona que ha de fungir como cuidador del paciente, se procede por el personal de Enfermería a su preparación, este momento tiene como objetivo el adiestrar al cuidador en los cuidados domiciliarios a realizar.

Resulta de carácter obligatorio para el cuidador recibir el curso de soporte básico de vida, al cual cada uno de los cuidadores tiene la obligación de traer a cuatro personas más. Este curso tiene una duración de entre ocho y nueve horas intensivas.

Además, se les adiestra en procedimientos tales como: cambio de bolsa colectora, cura de traqueotomía, medidas de bioseguridad, la manipulación de desechos, la desinfección, medidas de asepsia, entre otras. El logro de este propósito se cumple con el empleo por el personal enfermero de presentación de imágenes y en la explicación minuciosa, pues la mayoría de los cuidadores no están escolarizados.

• Para la valoración de las condiciones del domicilio: se tienen en cuenta las condiciones higiénico sanitarias y socio económicas en el domicilio del paciente, y determinar los posibles cambios que garanticen el mínimo de condiciones para los cuidados domiciliarios. En este momento juega un importante papel la trabajadora social, la cual de manera conjunta con el personal enfermero ha de visitar el domicilio y evaluar éste, así proveer al mismo de los recursos materiales y alimentitos necesarios.

Segundo momento: Al Alta.

Tiene lugar al producirse el alta hospitalaria, este cuenta con un período de Planificación, durante el misma se desarrollan como alternativas de acciones:

• Para la valoración del grado de invalidez, así como la identificación de las necesidades afectadas del paciente, al alta de la institución hospitalaria. Se establece un patrón, según el nivel de complejidad, para la atención de éste, el nivel de complejidad, determina el nivel de atención y/o cuidados enfermeros, según se describe:

Nivel de complejidad alto: son aquellos pacientes que requieren la atención del cuidador durante las 24 horas del día, por lo general son pacientes que tiene un nivel de dependencia total para poder realizar las actividades de la vida cotidiana.

Nivel de complejidad medio: son aquellos pacientes que requieren la atención del cuidador como mínimo durante 12 horas del día, por lo general son pacientes que tiene un nivel de dependencia parcial, o sea, que son capaces de realizar parte de sus actividades cotidianas sin el auxilio de otra persona.

Nivel de complejidad bajo: son aquellos pacientes que requieren la atención del cuidador entre tres y seis horas diarias, por lo general son pacientes que son capaces de valerse por sí solos para realizar las actividades cotidianas, aunque requieren el apoyo de otra persona.

- En el desarrollo del Plan de Cuidados acorde a las necesidades del paciente ha de estar en correspondencia con las necesidades afectadas en el paciente, teniéndose en cuenta la Pirámide de Kalish.

Tercer momento: Post Alta (en el domicilio)

Tiene lugar en el domicilio del paciente, una vez que se ha producido el alta hospitalaria, cuenta con un período de Desarrollo con dos fases: Curativa o Demostrativa y la Orientadora o Correctiva; y otro período Evaluativo.

a) Curativa o Demostrativa (Primera fase). Tiene como objetivo demostrar al cuidador la forma correcta de realizar los diferentes procedimientos sobre el propio paciente.

Los procedimientos son agrupados en tres grupos según el grado de complejidad de los mismos y su poder invasivo sobre el paciente, así:

Grupo A. Aquí se presentan los procedimientos de mayor complejidad. Son aquellos que de no extremarse al máximo las precauciones pueden llegar a comprometer la vida del paciente, entre ellos:

- Cura de la colostomía. (Cambio de bolsa)
- Cura de la Traqueotomía.
- Aspiración de secreciones traqueo bronquiales.
- Alimentación por gastrectomía.

Grupo B. Aquí se concentran los procedimientos de menor complejidad. Son aquellos que no comprometen la vida del paciente, pero que deben ser realizadas por el cuidador con extremo cuidado y precaución, son ellos:

- Administración de oxígeno. (Manipulación de todo el equipo).
- Administración de alimentos por sonda de Levine.
- Curas.
- Administración de medicamentos por vía sub cutánea: Insulina y Heparina (No administran medicamentos por vía intramuscular u otra vía).

Grupo C. Aquí se presentan los procedimientos no complejos. Son aquellos que no comprometen la vida del paciente y que pueden ser realizadas por el cuidador sin dificultades, ellos son:

- Baño del paciente (en cama, silla o baño).
- Alimentación.
- Aseo de cavidades.
- Desinfección concurrente.
- Administración de medicamentos por la vía oral.

b) Orientadora o correctiva (Segunda fase). Este segundo momento tiene como objetivo verificar la correcta realización de las técnicas y/o procederes de Enfermería por el cuidador, así como corregirle las dificultades detectadas en la realización de éstas.

Finalmente, el período Evaluativo, se desarrollan como alternativas de acciones:

• Análisis del Plan de Cuidados aplicado. Esta tiene como objetivo analizar la efectividad de las acciones implementadas por el cuidador.

• Análisis de las respuestas del paciente. Esta tiene como objetivo analizar las respuestas del paciente, las cuales han de responder al plan de cuidado desarrollado por los cuidadores bajo la supervisión del personal enfermero.

• Retroalimentación de la Intervención Domiciliaria. Esta tiene como objetivo a partir de los resultados obtenidos, ver cuánto se acercan a los esperados y en correspondencia con ello o no, re evaluar en cada caso las alternativas de acciones a desarrollar.

Esta estrategia de intervención domiciliaria de Enfermería, tiene como otra característica peculiar, que acompaña al paciente desde antes del alta hospitalaria, hasta la rehabilitación del mismo, o su muerte.

Etapa V: Evaluación de la estrategia en su conjunto.

Esta etapa de la estrategia tiene como **objetivo** el evaluar en qué medida se logra el objetivo general de la misma, dado en el mejoramiento de la calidad de vida relacionada con la salud del paciente con AVE, así como en sus cuidadores.

3.4. Análisis de los resultados obtenidos con la ejecución de la Estrategia de Iintervención domiciliaria de Enfermería para mejorar la calidad de vida relacionada con la salud en pacientes con Accidente Vascular Encefálico, y sus cuidadores en la comunidad de Cazenga

Con el propósito de conocer los efectos de la Estrategia de Intervención domiciliaria de Enfermería, se realiza el análisis de los resultados de la aplicación de encuesta (Anexo 4) a 51 profesionales que de una forma u otra intervienen en la estrategia, considerados por el autor como especialistas y la aplicación de otra encuesta (Anexo 5) con idénticos propósitos a 31 directivos relacionados con el financiamiento de la misma.

Criterios de los especialistas

Tabla 1. Criterios de los especialistas sobre el diseño de la Estrategia de Intervención domiciliaria de Enfermería para mejorar calidad de vida relacionada con la salud de pacientes con AVE y sus cuidadores en la comunidad de Cazenga

	No.	**%**
Mucho	40	78,43
Poco	11	21,57
Nada	-	-
Total	51	100

Fuente: encuesta aplicada a especialistas.

Los criterios de los especialistas sobre el diseño de la Estrategia de Intervención domiciliaria de Enfermería para mejorar la calidad de vida relacionada con la salud en pacientes con AVE y sus cuidadores, son satisfactorios, el 78,43% de los encuestados muestran estar de acuerdo con los diferentes elementos que la componen, que no solo se limita al paciente, sino también al cuidador de éste. Así, la estrategia cubre todos los aspectos necesarios y suficientes para lograr el mejoramiento de la calidad de vida en pacientes AVE y sus cuidadores.

Tabla 2. Criterios de los especialistas sobre el diseño propuesto y su respuesta a una necesidad social sentida

Escala	**No.**	**%**
Mucho	45	88,23
Poco	6	11,77
Nada	-	-
Total	51	100

Fuente: encuesta aplicada a especialistas.

Los criterios de los especialistas sobre el diseño de la Estrategia de Intervención domiciliaria de Enfermería, pues el 88,23% de los encuestados están de acuerdo en que ésta tributa mucho a tales objetivos.

Resulta una necesidad social sentida pues responde a aquellos problemas identificados y declarados en la Etapa I. Determinación de problemas, antes descrita, brinda solución a esta problemática.

Tabla 3. Criterios de los especialistas sobre el carácter sistémico de los componentes y etapas propuestas en la Estrategia de Intervención domiciliaria

Escala	**No.**	**%**
Mucho	40	78,43
Poco	11	21,57
Nada	-	-
Total	51	100

Fuente: encuesta aplicada a especialistas.

Los criterios de los especialistas sobre el carácter sistémico de los componentes y etapas propuestas en la Estrategia de Intervención domiciliaria son satisfactorios, pues el 78,43% de los encuestados coinciden en que la estrategia está diseñada con un orden y una lógica interna, existe la debida armonía entre cada uno de sus etapas momentos, períodos y fases.

Tabla 4. Criterios de los especialistas sobre la concepción humanista de la Estrategia de Intervención domiciliaria

Escala	**No.**	%
Mucho	40	78,43
Poco	11	21,57
Nada	-	-
Total	51	100

Fuente: encuesta aplicada a especialistas.

En relación a la concepción humanista manifiesta en la Estrategia de Intervención domiciliaria, los criterios de los especialistas son satisfactorios, pues el 78,43% de los encuestados coinciden en que la estrategia está diseñada con el propósito de ayudar al prójimo, al necesitado, al desposeído, pero extensible además a todo aquel que lo necesite, independientemente de su status social, credo religioso o procedencia, con niveles de equidad, manifiesta el componente humanista.

Tabla 5. Criterios de los especialistas sobre la estructura de la Estrategia de Intervención domiciliaria propuesta

	No.	%
Mucho	50	98,03
Poco	1	1,97
Nada	-	-
Total	51	100

Fuente: encuesta aplicada a especialistas.

Manifiestan los especialistas según se evidencia en los resultados en un 98,03 % en relación a la estructura de la Estrategia de Intervención domiciliaria propuesta que está bien estructurada, pues cuenta con alternativas de acciones que responden a un diagnóstico inicial, además, de las cualidades ya declaradas, entre las que se encuentran: carácter flexible, ser contextualizada, personalizada, integradora, sistémica y humanista, entre otras.

Tabla 6. Criterios de los especialistas sobre las alternativas de acciones propuestas para cada etapa y/o fase de la Estrategia de Intervención domiciliaria

	No.	%
Mucho	38	74,50
Poco	13	25,50
Nada	-	-
Total	51	100

Fuente: encuesta aplicada a especialistas.

Sobre las alternativas de acciones propuestas para cada etapa y/o fase de la Estrategia de Intervención domiciliaria los especialistas opinan que son satisfactorios, en un 74,50%, así como pertinentes para cada momento, etapa y/o fase de la misma.

Tabla 7. Criterios de los especialistas sobre la contribución de la Estrategia de Intervención domiciliaria de Enfermería al mejoramiento de la calidad de vida relacionada con la salud en pacientes con AVE

	No.	%
Mucho	44	86,27
Poco	7	13,73

Nada	-	-
Total	51	100

Fuente: encuesta aplicada a especialistas.

Los criterios de los especialistas sobre la contribución de la Estrategia de Intervención domiciliaria de Enfermería, al mejoramiento de la calidad de vida relacionada con la salud en pacientes con AVE, son satisfactorios, en un 86,27% considera que tributa a sus objetivos.

Tabla 8. Criterios de los especialistas sobre la contribución de la Estrategia de Intervención domiciliaria de Enfermería al mejoramiento de la calidad de vida relacionada con la salud de los cuidadores

	No.	**%**
Mucho	44	86,27
Poco	7	13,73
Nada	-	-
Total	51	100

Fuente: encuesta aplicada a especialistas.

Los criterios de los especialistas sobre la contribución de la Estrategia de Intervención domiciliaria de Enfermería, al mejoramiento de la calidad de vida relacionada con la salud de los cuidadores son satisfactorios, pues en un 86,27% considera que tributa sus objetivos.

Criterios de los directivos.

Categorías de evaluación: C 1 - Muy adecuado C 2 - Bastante adecuado, C 3 - Adecuado, C 4 - Poco adecuado, C 5 - No adecuado.

Aspecto a evaluar	C1	C2	C3	C4	C5
1. El diseño de la Estrategia de Intervención domiciliaria de Enfermería	31 (100%)	0	0	0	0
2. El diseño propuesto da respuesta a una necesidad social sentida	25 (80,65%)	4 (12,90)	2 (6,45)	0	0
3. El carácter sistémico de los componentes y etapas propuestas en la Estrategia de Intervención domiciliaria	25 (80,65%)	4 (12,90)	2 (6,45)	0	0
4. La concepción humanista de la Estrategia de Intervención domiciliaria	28 (90,33%)	2 (6,45)	1 (3,22%)	0	0
5. La estructura de la Estrategia de Intervención domiciliaria propuesta	29 (93,56)	1 (3,22%)	1 (3,22%)	0	0
6. Las alternativas de acciones propuestas para cada etapa y/o fase de la Estrategia de Intervención domiciliaria	29 (93,56)	1 (3,22%)	1 (3,22%)	0	0
7. Considero que la Estrategia de Intervención domiciliaria de Enfermería contribuirá al mejoramiento de la calidad de vida relacionada con la salud de pacientes con AVE	29 (93,56)	1 (3,22%)	1 (3,22%)	0	0
8. Considero que la Estrategia de Intervención domiciliaria de Enfermería contribuirá al mejoramiento de la calidad de vida relacionada con la salud de los cuidadores	29 (93,56)	1 (3,22%)	1 (3,22%)	0	0

Fuente: encuesta aplicada a directivos.

Oportuno significar que la totalidad de los directivos encuestados consideraron que Estrategia de Intervención domiciliaria de Enfermería para mejorar la calidad de vida relacionada con la salud en pacientes con AVE y sus cuidadores de manera general, es adecuada, no manifiestan criterio adverso a la propuesta.

Se procesó la información obtenida con resultados favorables a la estrategia, por lo que se concluye que la misma es factible en su aplicación. (Ver Anexo 9)

Triangulación de los resultados de la valoración de la estrategia de intervención domiciliar y su aplicación

Se utilizó como regla de decisión acerca de la valoración de cada indicador la que se muestra:

- Alto al resultar todas las respuestas entre 81% y el 100%
- Medio al encontrarse entre el 51% y el 80%
- Bajo al encontrarse entre el 50% y el 0%

Cuadro 5. Triangulación de los resultados de la valoración de la estrategia de intervención domiciliar y su aplicación

Criterios	Valoración de Especialistas			Valoración de Directivos		
	Mucho	Poco	Nada	Adec.	Poco Adec.	No Adec.
1. Diseño de la Estrategia	78,43	21,57	-	100%	-	-
2. Respuesta a una necesidad social sentida.	88,23	11,77	-	100%	-	-
3. El carácter sistémico de los componentes y etapas propuestas.	78,43	21,57	-	100%	-	-
4. La concepción humanista de la Estrategia de Intervención domiciliaria.	78,43	21,57	-	100%	-	-
5. La estructura de la	98,03	1,97	-	100%	-	-

Estrategia.						
6. Las alternativas de acciones propuestas para cada etapa y/o fase.	74,50	25,50	-	100%	-	-
7. Contribución al mejoramiento de la calidad de vida en pacientes post AVE.	86,27	13,73	-	100%	-	-
8. Contribución al mejoramiento de la calidad de vida los cuidadores.	86,27	13,73	-	100%	-	-

Fuente: encuestas aplicadas a especialistas y directivos.

En la encuesta aplicada a los especialistas el aspecto relacionado con el diseño de la estrategia en aquellos que consideraron que MUCHO, es MEDIO, pues el porciento estuvo entre el 51% y el 80%, ello habla a favor de que la estrategia no está exenta de ser perfeccionada.

Igual resultado se obtiene en los aspectos 3, 4 y 6, relacionados con el carácter sistémico de los componentes y etapas propuestas, la concepción humanista de la Estrategia y las alternativas de acciones propuestas para cada etapa y/o fase, indistintamente, donde el porciento de aquellos especialistas que consideraron que MUCHO, es MEDIO, pues el porciento estuvo entre el 51% y el 80%. De igual manera, habrá que continuar el perfeccionamiento de estos aspectos.

Por su parte, los aspectos 2, 5, 7 y 8 en aquellos especialistas que consideraron que MUCHO, es ALTO, pues el porciento estuvo entre el 81% y el 100%. Baste significar que los dos últimos (7 y 8) responden a la contribución de la estrategia al mejoramiento de la calidad de vida relacionada con la salud en pacientes con AVE, y en sus cuidadores, indistintamente.

Respecto a los cuidadores, se logró que el 100 % mostraran información y conocimientos relacionados con la enfermedad del paciente bajo sus cuidados, así como que la totalidad de éstos recibieran la atención por un servicio de salud.

Aquellos especialistas cuya respuesta fue de POCO, fue de BAJO, encontrarse por debajo del 50%. Es de significar que no hubo elección de respuesta de NADA, por ninguno de los especialistas encuestados.

En cuanto a los directivos encuestados, la totalidad coincidió en considerar como respuesta MUCHO, en todos los aspectos.

La triangulación metodológica realizada a los resultados obtenidos en los instrumentos aplicados permitió valorar la estrategia propuesta y posibilitó al autor el constatar que ésta cumple con los objetivos trazados para mejorar la calidad de vida relacionada con la salud en pacientes con AVE, y sus cuidadores.

Conclusiones del capítulo

Mediante las valoraciones anteriores se pudo constatar que el empleo de una Estrategia de Intervención domiciliaria de Enfermería fundamentada desde lo filosófico, lo sociológico, lo psicológico, lo pedagógico y de la Enfermería como ciencia, estructurada en etapas, con las alternativas de acciones desarrolladas en sus momentos, períodos y fases contribuye a mejorar la calidad de vida relacionada con la salud en pacientes con AVE, y sus cuidadores, indistintamente. Revela un componente humanista desde el propio diseño y permite la integración de los miembros del equipo multidisciplinario coordinado por enfermería.

CONCLUSIONES

El empleo del método histórico lógico y la sistematización permitieron determinar referentes teóricos sobre la categoría calidad de vida y la relación de esta con los fenómenos de la salud del hombre, desde las determinantes, culturales, económicas, sociales y el estado físico y mental, como elementos definitorios de la calidad de vida relacionada con la salud. Los cuidados en el hogar son elementos clave para el tratamiento y recuperación después de un Accidente Cerebro Vascular, los procesos de intervención y lo relacionado con las teorías de Enfermería, al asumir la teoría de Autocuidado de Dorotea E. Orem y sus supuestos, como recurso de carácter científico, basado en componentes de la ciencia, que son: condicionamiento histórico, teoría, práctica, métodos y objeto de estudio.

Los resultados obtenidos con la aplicación de los métodos del nivel empírico permitieron identificar las dimensiones afectadas de la calidad de vida relacionada con la salud de los pacientes con Accidente Vascular Encefálico y sus cuidadores en la comunidad de Cazenga, con el empleo de la triangulación como procedimiento se conforma el inventario de problemas y potencialidades.

El proceso de abstracción en la aplicación de la modelación como método permitió la elaboración de la Estrategia de Intervención domiciliaria de Enfermería para mejorar la calidad de vida en pacientes con Accidente Vascular Encefálico, y sus cuidadores en la Comunidad de Cazenga, fundamentada desde lo filosófico, lo sociológico, lo psicológico, lo pedagógico y de la Enfermería como ciencia.

El análisis de los resultados de la consulta a especialistas y directivos a través de los instrumentos aplicados y el procesamiento de estos con métodos estadísticos permitió valorar la Estrategia de Intervención domiciliaria de Enfermería para mejorar la calidad de vida en pacientes con Accidente Vascular Encefálico, y sus cuidadores en la Comunidad de Cazenga, y constatar que cumple con los objetivos propuestos.

La Estrategia de Intervención domiciliaria de Enfermería para mejorar la calidad de vida en pacientes con Accidente Vascular Encefálico, y sus cuidadores en la Comunidad de Cazenga, desde el diseño establece relaciones que se manifiestan en su ejecución entre el equipo multidisciplinario, el paciente y el cuidador, las alternativas educativas, con el proceso de cuidado y la calidad de vida relacionada con la salud, así como entre enfermero – paciente – cuidador y que se representa entre el cuidado – cuidador – autocuidado, a su vez las relacionada con calidad de vida – dimensiones relacionadas con la salud y el paciente con AVE y su cuidador; relaciones que enriquecen la epistemología de esta ciencia y que colocan al personal de enfermería como agente de cambio en el proceso salud enfermedad.

RECOMENDACIONES

1. Proponer a decisores generalizar la Estrategia de Intervención domiciliaria de Enfermería para mejorar la calidad de vida relacionada con la salud en pacientes con Accidente Vascular Encefálico, y sus cuidadores, a otros municipios de la República de Angola.
2. Continuar con el perfeccionamiento y el enriquecimiento de la Estrategia de intervención domiciliaria a partir de procesos de evaluación y las experiencias logradas tras su aplicación.
3. Socializar los resultados de la investigación mediante la publicación de artículos científicos y ponencias en eventos científicos u otras actividades de carácter científico.

REFERENCIAS BIBLIOGRÁFICAS

1. Pacheco Rodríguez, A. (en español). Manual de emergencia médica prehospitalaria. Arán Ediciones. pp. 243. ISBN 8486725941. (2001) http://books.google.es/books?id=rMSyGEUQyS4C&source=gbs_navlinks_s.

2. Atención primaria: conceptos, organización y práctica (en español) (5ta edición). España: Elsevier. 2003. pp. 765. ISBN 8481746509. http://books.google.es/books?id=yya5lzouA5EC&source=gbs_navlinks_s.Pl

3. Adams, H. P. Jr.: Guidelines for the management of patients with acute ischemic stroke: a synopsis. A Special Writing Group of the Stroke Council, American Heart Association, en revista Heart Dis Stroke, 3 (6): pág. 407-411, nov.-dic. de 1994. Consultado el 13 de julio de 2013.

4. Flynn, R. W, Mac Walter, R. S, Doney, A. S. The cost of cerebral ischaemia, en revista Neuropharmacology. Sep. 2008; 55 (3): 250-6. Último acceso 13 de julio de 2010.

5. Marcano Torres, M.: Neuroprotección en enfermedad cerebrovascular, artículo en la revista Gac. Méd. Caracas. vol. 112, n.º 1, págs. 3-13, abril de 2004, consultado el 19 de julio de 2009. ISSN 0367-4762.

6. Faro, A.C. M. Cuidar do lesado Medular em Casa. A Vivencia Singular do Cuidador Familiar. (Tese) São Paulo (SP): Escola de Enfermagem da USP. 1999.

7. Smelzer S. C, Bare B. G. BRUNNER/SUDDARTH: Tratado de Enfermagem Médico-Cirurgica. 7ª. Ed. Rio de Janeiro: Guanabara Koogan. V.4. 1994.

8. Enfermería en Costa Rica, Junio 2006, vol.27. 1.

9. Brasil. Ministério da Saúde. Guia prático do cuidador. Brasília: 2008.

10. Nardi E. F. R., Oliveira M. L. F. Significado de cuidar de idosos dependentes na perspectiva do cuidador familiar. Cienc. Cuid. Saúde. 2009 [citado en 22 de enero de 2013];8(3):428-35. Disponible en: http://periodicos.uem.br/ojs/index.php/CiencCuidSaude/article/view/9025

11. http://cazenga.forum.angonet.org/

12. Fleck M. P., Louzada S., Xavier M., Chachamovich E., Vieira G., Santos L., Application of the portuguese version of the abbreviated instrument of quality life WHOQOL-bref. Rev. Saude Public. 2000; 34 (2): 178-83.

13. Bello Fernández, N. L. Fundamentos de Enfermería. Tomo I. Editorial Ciencias Médicas. La Habana, 2006.

14. Ancheta Niebla, E. Historia de la Enfermería en Cuba. Editorial Ciencias Médicas. La Habana, 2002.

15. Amaro Cano, M. C. Historia de la Enfermería. Editorial Ciencias Médicas. La Habana, 2004.

16. Castro Torres, A. M. Antecedentes históricos de la profesión de enfermería. En: Manual de procedimientos de enfermería. Ed. Ciencias Médicas. La Habana, 2002.

17. Marriner Tomey, A., Raile Alligoog, M. Modelos y Teorías de Enfermería. (Cuarta Edición). Ediciones Harcourt, S. A. Madrid, 2000.

18. Curso de Nivelación Tomo 2. Desarrollo de la Profesión enfermera. Editorial FUDEN (Fundación para el Desarrollo de la Enfermería). Madrid, 2006.

19. Recursos Didácticos. Cuidados Enfermeros en atención primaria y especializada. Volumen V. Editorial FUDEN (Fundación para el Desarrollo de la Enfermería). Madrid, 2009.

20. The WHOQOL Group. The Development of the World Health Organization quality of life assessment instrument (the WHOQOL). In: Orley J, Kuyken W (eds). Quality of Life Assessment: international perspectives. Heidelberg: Springer-Verlag; 1994. p. 1569-85.

21. Resik Aviv, P. Evolución histórica de la interpretación causal de las enfermedades. Rev. Cubana Admon. Salud 1986; 2 (1).

22. Colectivo de Autores. Compendio de Historia de la Filosofía. Editorial Pueblo y Educación. La Habana, 1979.

23. Quintero Danany, G., González Pérez V. La calidad de vida en el ámbito socioeconómico y su relación con la salud en la tercera edad. CITED. La Habana, 1995.

24. Pérez Lovelle, R. La psiquis en la determinación de la salud. Editorial Científico-Técnica. La Habana, 1989.

25. García Capote, J. Apuntes sobre la calidad de vida: su carácter socioeconómico y su relación con la salud. Rev. Cubana Invest. Biomed. 2005: 24 (1): 72-6

26. Andrade, L. & Oliveira, R. Acidente Vascular Cerebral. Revista Brasileira de Hipertensão, 8 (3) 280, 2001.

27. Bennett, V. J & Plum, F. Tratado de Medicina Interna. V.2 Koogan. Rio de Janeiro, 1997.

28. Moro, C., & Longo, A. Unidades de Acidente Vascular Cerebral. Em. R. Gagliardi (Org). Tratamento da fase aguda do Acidente Vascular Cerebral (p.19) Lempos. São Paulo, 2000.

29. Lotufo, P. Mortalidade pela doença Cérebro Vascular no Brasil. Revista Brasileira de Hipertensão, 7 (4), 50 -65. 2000.

30. Rocha Chagas, N, Mocedo Monteiro, A.R. Educação em Saúde e família: o cuidado no paciente, víctima de acidente vascular cerebral. Acta Scientiarum Healch Sciencies. Mariengá, V.26, no.1, p.193 – 204. 2004.

31. Artiles Visual, L., Otero Iglesias, J., Barrios Osuna, I. Metodología de la investigación para las Ciencias de la Salud. Editorial Ciencias Médicas. La Habana, 2009.

32. Almodóvar Rodríguez, H. C. Metodología de la Investigación. (Material digital), 2010.

33. Álvarez de Zayas, C. M., Sierra Lombardía, V. M. La Investigación Científica en la Sociedad del Conocimiento. 1998.

34. Álvarez de Zayas, C.M.: Educación Superior y sociedad. El diseño curricular en la Educación Superior Cubana. (Material digital) MES, 1996, p-1.

35. Valcárcel Izquierdo, N. (et al). Proyecto. Estrategia de superación piramidal para el mejoramiento profesional y humano de los recursos laborales del sector educacional de las provincias habaneras. ISPEJV. La Habana, Cuba; 1998 – 2001.

36. Expósito M. Y. La calidad de vida en los cuidadores primarios de pacientes con cáncer. Rev. Haban. Cienc. Méd. 2008;17 (3): 7-14.

37. Barrera, L., Pinto, N., Sánchez, B. Habilidad de cuidado de cuidadores familiares de personas con enfermedad crónica: Comparación de géneros. Actual. enferm. 2006; 9 (2): 9-13.

38. Zabalegui, A., Juando, C., Izquierdo, M.D., Gual, P., González Valentín, A. Recursos y consecuencias de cuidar a las personas mayores de 65 años: una revisión sistemática. Gerokomos. 2004; 15 (4): 131-8.

39. Silva, L., Galera, S. A. F., Moreno, V. Encontrando-se em casa: uma proposta de atendimento domiciliar para famílias de idosos dependentes. Acta Paul Enferm. 2007; 20 (4): 397-403.

40. Barrera, L., Pinto, N., Sánchez, B., Carrillo, G., Chaparro, L. Cuidando a los cuidadores familiares de personas con enfermedad crónica. Bogotá: Editorial Universidad Nacional de Colombia; 2010.

41. Ortiz, L., Blando, L., Figueroa, I., Pinto, N., Sánchez, B. Habilidad de cuidadores familiares de personas con enfermedad crónica. Mirada internacional. Aquichán. 2006; 6 (1): 33-8.

42. Cabo, P., Bonino, I. Sobrecarga del cuidador principal en relación con el grado de dependencia del paciente en situación terminal. Med. Paliat. 2008; 15:1.

43. Díaz, J. C. Habilidad de cuidado de los cuidadores familiares de personas en situación de enfermedad crónica vinculados al Hospital San Rafael de Girardot. Av. Enferm. 2007; 25 (1): 69-82.

44. Vallejo, R., Finol de Franco, M. La Triangulación como procedimiento de análisis para Investigaciones Educativas. Estado de Zulia, Venezuela, 2009. (Material digital)

45. Silvio Donolo, D. Triangulación: procedimiento incorporado a nuevas metodologías de la investigación. Revista Digital Universitaria. Volumen 10, número 8. ISSN: 1067-6079. 10/agosto/2009.

46. Bringas Linares, J. A. Propuesta de Modelo de planificación estratégica universitaria. Tesis en opción al título de Doctor en Ciencias Pedagógicas. Instituto Superior Pedagógico Enrique José Varona. Ciudad de La Habana, Cuba,1999.

47. Pérez Gastón, M. y otros: Metodología de la Investigación I. Editorial Pueblo y Educación. Cuba, 1996, citado por Lamas, M.: La estrategia interventiva conjunta en la superación de los profesores de Historia de la Educación Técnica y Profesional. (Tesis doctoral). Instituto Superior Pedagógico Enrique José Varona. La Habana, Cuba, 2006.

48. Valle Lima, A. D. Meta modelos de la Investigación Pedagógica. (CD-ROOM). Instituto Central de Ciencias Pedagógicas, La Habana. Cuba, 2007.

49. Añorga Morales, J. Glosario de términos de la Educación Avanzada. 3ra. Edición. (CD - ROOM). La Habana. Cuba, 2010.

50. Tyler, W. Basic principles of currículo and instruction. University of Chicago, EEUU, 1950.

51. Austin, W; Planos, J. La evaluación de programas educativos. Cuadernos del Colegio de Pedagogía de México. Facultad de Filosofía y Letras. Universidad Nacional Autónoma de México. México, 1993.

52. Stufflebeam, D L.; Shinkfield, A. J. Evaluación sistemática, guía teórica y práctica. Barcelona, España. Editorial Paidos/México; 1987.

53. Valle, A. La dirección en Educación. Apuntes. (CD – ROOM). Ministerio de Educación; Ciudad de La Habana, Cuba: 1987. p.166.

54. Scriven, M. Evaluation Thesaurus. Edition. Newbury Park, CA: Sage; 1991.

55. Gil, A. C. Como elaborar projetos de pesquisa. 3ª Ed. Editora Atlas. São Paulo. Brasil, 1996.

56. Gonçalves, E.P. Iniciação à Pesquisa Científica. 3ª Ed. Editora Alínea; Campinas, Sao Pablo. Brasil, 2003.

57. Mattar, F.N.; Fowler, F.R.; Tavares, M.C.; Pieren, L.W. Redação de documentos acadêmicos – conteúdo e forma. Caderno de Pesquisa em Administração. 1996; 1 (3). 1-18.

58. Añorga, J.; Pérez, A. M.; García, W. La Educación avanzada, la profesionalidad y la conducta ciudadana. Libro 3 (CD – ROOM). Instituto Superior Pedagógico Enrique José Varona. Ciudad de La Habana, Cuba. 1997.

59. Valcárcel, N, Estrategia de Superación Interdisciplinaria para profesores e ciencias de las secundarias básicas (Tesis) Opción al Grado Científico de Doctor en Ciencias Pedagógicas. Instituto Superior Pedagógico Enrique José Varona. Ciudad de La Habana, 1998.

60. Arrechea, M. Modelo de evaluación para el sistema de superación de los oficiales de cubierta de la rama marítima. (Tesis) Opción al Grado Científico de Doctor en Ciencias Pedagógicas. Instituto Superior Pedagógico Enrique José Varona. Ciudad de La Habana, Cuba, 2000.

61. Kirkpatrick, D. L. Evaluación de acciones formativas. Barcelona: Gestión; España, 2000.

62. González, D. La superación de los maestros primarios en la formulación de problemas matemáticos. Tesis en opción al Grado Científico de Doctor en Ciencias Pedagógicas. Instituto Superior Pedagógico Enrique José Varona. Ciudad de La Habana, Cuba, 2001.

63. Ferrer, M. T. Modelo para la evaluación de las habilidades pedagógicas profesionales del maestro. Tesis en opción al Grado Científico de Doctor en Ciencias Pedagógicas. Instituto Superior Pedagógico Enrique José Varona. Ciudad de La Habana, Cuba, 2002.

64. Añorga, J.; Díaz, C. La Producción Intelectual, proceso organizativo y pedagógico. La Habana, Cuba. Editorial Universitaria, 2002.

65. Cervo, A. L. & Bervian, P. A. Metodologia científica. 5a ed. São Paulo: Pearson, 2002.

66. Fuhrmann, N.L. Apostila para o módulo de Metodologia da Pesquisa Científica. Porto Alegre; 2003.

67. Santos Baranda, J. Modelo Pedagógico para el mejoramiento del desempeño pedagógico profesional de los profesores de Agronomía de los Politécnicos Agropecuarios. Tesis en opción al Grado Científico de Doctor en Ciencias Pedagógicas. Instituto Superior Pedagógico Enrique José Varona. Ciudad de La Habana, Cuba, 2005.

68. Reyes, O. L. Modelo de dirección educacional para la integración del proceso directivo en las entidades educativas. Tesis en opción al Grado Científico de Doctor en Ciencias Pedagógicas. Instituto Superior Pedagógico Enrique José Varona. Ciudad de La Habana, Cuba, 2005.

69. Fonseca, O. J. M.; Barbosa, W.; Melo S. N. Manual de Normas para Elaboração de Monografias, Dissertações e Teses. Amazonas: Universidade do Estado do Amazonas; 2005.

70. Torres, P. Algunas consideraciones acerca del estado actual de las investigaciones sobre evaluación educativa en Cuba. Ciencias Pedagógicas, Ministerio de Educación. La Habana, Cuba, 2006. (citado 28 Mar 2014). Disponible en: htpp://cied.rimed.cu

71. Namen, F. M. Elaboração de Teses e Dissertações. Rio de Janeiro: Ed. Rubio; 2006.

72. Spector, N. Manual para a redação de teses, projetos de pesquisa e artigos científicos. 2a ed. Rio de Janeiro: Guanabara Koogan,2002.

73. Valle, A. La dirección en Educación. Apuntes. (CD – ROOM). Ministerio de Educación; La Habana, Cuba: 1987. p.166.

74. Ruíz, A. La investigación educativa. Material docente (folleto). La Habana, 2009.

75. Triviño, X; Shirhan, M; Moore, P; Montero, L. Impacto de un programa de formación en docencia en una escuela de Medicina. Rev. Méd. Chile. 2011. Nov; 139 (11): 9 -2.

76. Avila Sánchez, M. Modelo pedagógico para el mejoramiento humano de los estudiantes de la carrera de Enfermería. Tesis en opción al grado científico de Doctor en Ciencias Pedagógicas. Universidad de Ciencias Pedagógicas Enrique José Varona. La Habana, Cuba. 2012.

77. Grey, X. Modelo Pedagógico para el mejoramiento del desempeño profesional de los maestros primarios que laboran en escuelas para alumnos con trastornos de la conducta. Tesis en opción al Grado Científico de Doctor en Ciencias Pedagógicas. Instituto Superior Pedagógico Enrique José Varona. La Habana, Cuba, 2012.

78. Borges Oquendo L. C.; Modelo de evaluación de impacto del postgrado académico en los docentes de la Facultad de Ciencias Médicas “General Calixto García”. Tesis en opción al Grado Científico de Doctor en Ciencias Pedagógicas. Universidad de Ciencias Pedagógicas Enrique José Varona. La Habana, Cuba, 2014.

79. Valle Lima, Alberto D. Algunos modelos importantes para la investigación pedagógica. (Material digital). 2012

80. Terrero Laffita, A. Modelo pedagógico para la alfabetización por radio. Tesis en opción del Grado Científico de Doctor en Ciencias Pedagógicas. Instituto Pedagógico Latinoamericano y Caribeño; La Habana, Cuba, 2006.

BIBLIOGRAFÍA CONSULTADA

- Andrade LM, Costa MFM, Caetano JA, Soares E, Beserra EP. A problemática do cuidador familiar do portador de acidente vascular cerebral. Rev Esc Enferm USP [Internet]. 2009 [acesso em: 30 jun 2013];43(1):37-43. Disponível em: http://dx.doi.org/10.1590/S0080-62342009000100005.
- Araújo IM, Paul C, Martins MM. Cuidar de idosos dependentes no domicílio: desabafos de quem cuida. Ciênc. cuid. Saúde [Internet]. 2009 [acesso em: 30 jun 2013];8(2):191-7. Disponível em: http://dx.doi.org/10.4025/cienccuidsaude.v8i2.8198.
- BMC Neurol. [Internet] 2012 [citado 08 Ener 2015] ; 12: [aprox 7p.] . Disponible en:http://www.ncbi.nlm.nih.gov/pmc/articles/PMC3551740/
- Braz E, Ciosak SI. O tornar-se cuidadora na senescência. Esc. Anna Nery [Internet]. 2009 [acesso em: 30 jun 201];13(2):372-7. Disponível em: http://dx.doi.org/10.1590/S1414-81452009000200019.
- Cramm JM, Strating MM, Nieboer AP. Satisfaction with care as a quality-of-life predictor for stroke patients and their caregivers. Qual Life Res [Internet]. 2012 [acesso em: 30 jun 2013];21(10):1719-25. Disponível em: http://dx.doi.org/10.1007/s11136-011-0107-1.
- Cuidado en casa: guía para el cuidador familiar [Internet] FamilyCaregiversHealthCareProfessionals[citado 06 Dic 2014] . Disponible en: http:// www.nextstepincare.org/uploads/File/Guides/Care_Planner/Care_Planner_Spanish.pdf
- Darder JJT, Carvalho ZMF. La interface del cuidado de enfermería con las políticas de atención al anciano. Rev Bras Enferm [Internet]. 2012 [acesso

em: 30 jun 2013];65(5):721-9. Disponível em: http://dx.doi.org/10.1590/S0034-71672012000500002.

- Faro, A.C. M Cuidar de o lesado Medular em Casa. A Vivencia Singular do Cuidador Familiar. (Tese) São Paulo (SP): Escola de Enfermagem da USP. (1999)
- Ferrer Grau C, Roderos Sánchez V. Guia https: //www.clinicalkey.com/#! /contente /jornal/1-s2. 0-S1083879114005448 de Cuidado de enfermería. Guía al cuidador en atención primaria [Internet] 2011 Departamento de Enfermería de la URV y Enfermeras Asistenciales del Institut Català de la Salud [citado 06 Dic 2014]. Disponible en:http://www.urv.cat/dinferm/media/upload/arxius/guia%20cuidados%20infermeria.pdf
- Fialho Ana Virgínia de Melo, Pagliuca Lorita Marlena Freitag, Soares Enedina. Adequação da teoria do déficit de autocuidado no cuidado domiciliar a luz do modelo de Barnum. Rev. Latino-Am. Enfermagem [Internet]. 2002 Oct [cited 2014 Dec 06; 10 (5): [aprox 7p.]. Disponible en:http://www.scielo.br/scielo.php?script=sci_arttext&pid=S0104-11692002000500014&lng=en.
- Flynn RW, Mac Walter RS, Doney AS. «The cost of cerebral ischemia», en revista Neuropharmacology. Sep 2008; 55 (3):250-6. Último acceso 13 de julio de 2010.
- Flórez Torres, I. E, Montalvo Prieto, A., Herrera Lián, A. Calidad de vida de cuidadores de adultos con accidente cerebrovascular. Av .enferm. [Internet]. 2010 June [CITED 2015 Jan 08]; 28 (Suppl 1): [aprox 7p.] . Disponible en

http://www.scielo.org.co/scielo.php?script=sci_arttext&pid=S0121-45002010000300005&lng=en

- Fonseca NR, Penna AFG. Perfil do cuidador familiar do paciente com seqüela de acidente vascular encefálico. Cien Saude Colet [Internet]. 2008 [acesso em: 30 jun 2013];13(4):1175-80. Disponível em: http://dx.doi.org/10.1590/S1413-81232008000400013.
- Gaga Esperança Alves, Lopes Manuel José. At-home care: interactions between nurses and the elderly/family. Acta paul. enferm. [Internet]. 2012 [cited 2014 Dec 06]; 25(spe1): [aprox 7p.]. Disponible en :http://www.scielo.br/scielo.php?script=sci_arttext&pid=S0103-21002012000800012&lng=en
- Gomes SR, Senna MCM. Cliente com Acidente Vascular Cerebral e as interfaces da assistência de enfermagem para reabilitação. Online Braz J Nurs [Internet]. 2008 [acesso em: 30 jun 2013];7(2). Disponível em: http://www.objnursing.uff.br/index.php/nursing/article/view/j.1676-4285.2008.1420.
- González- Sáenz G. Cuidado básico del enfermo en el hogar. Actualización clínica. Enfermería en Costa Rica [Internet]. 2005 [citado 06 Dic 2014]; 1[aprox 7 p.].Disponible en: http://www.binasss.sa.cr/revistas/enfermeria/v27n1/5.pdf
- González – Sáenz, G. Cuidado básico del enfermo básico en el hogar. Enfermería en Costa Rica, Junio 2006, vol.27(1) ISSN 1409 – 1992/2005/26/1/5 -12
- H. P. Adams Jr.: «Guidelines for the management of patients with acute ischemic stroke: a synopsis. A Special Writing Group of the Stroke Council,

American Heart Association, en revista Heart Dis Stroke, 3 (6): págs. 407-411, nov. - dic. de 1994. Consultado el 13 de julio de 2010.

- Harbor Regional Center. SERVICIOS DE CUIDADO POR ENFERMERAS EN EL HOGAR. Guía para la Familia [Internet] 2009. HARBOR DEVELOPMENTAL DISABILITIES FOUNDATION,[citado 06 Dic 2014] . Disponible en :http://www.harborrc.org/files/uploads/Servicios_de_Cuidado_por_Enfermeras_en_el_Hogar.pdf
- J Gómez, Mª Teresa (de)*; San Román Montero, Jesús Mª. Análisis de la epidemiología de las enfermedades cardiovasculares. [Internet] Departamento de Medicina y Cirugía, Universidad Rey Juan Carlos , 2010 [citado 08 Ener 2015] . Disponible en :http://eciencia.urjc.es/bitstream/10115/11546/1/Epidemiolog%C3%ADa%20de%20las%20enfermedades%20cardiovasculares.pdf
- Lacerda MR. Cuidado domiciliar: em busca da autonomia do indivíduo e da família - na perspectiva da área pública. Cien Saude Colet [Internet]. 2010 [acesso em: 30 jun 2013];15(5):2621-6. Disponível em: http://dx.doi.org/10.1590/S1413-81232010000500036.
- Llobet Montserrat Puig, Ávila Nuria Rodríguez, FarràsFarràs Jaume, CanutMaria Teresa Lluch. Quality of life, happiness and satisfactionwithlife of individuals 75 yearsoldoroldercaredforby a home healthcareprogram. Rev. Latino-Am. Enfermagem[Internet]. 2011 June [cited 2014 Dec 06] ; 19(3): [aprox 7p.] . Disponible en:http://www.scielo.br/scielo.php?script=sci_arttext&pid=S0104-11692011000300004&lng=en

- Maniva SJCF, Freitas CHA. Cuidado de enfermagem no adoecimento por acidente vascular encefálico: revisão integrativa da literatura brasileira. Rev. Eletr. Enf. [Internet]. 2012 [acesso em: 30 jun 2013];14(3):679-89. Disponível em: http://dx.doi.org/10.5216/ree.v14i3.12363.
- Michèle Baumann, SophieCouffignal, Etienne Le Bihan, Nearkasen Chau . Lifesatisfactiontwo-yearsafterstrokeonset: theeffects of gender, sex occupational status, memoryfunction and quality of lifeamongstrokepatients (Newsqol) and theirfamilycaregivers (Whoqol-bref) in Luxembourg .BMC Neurol. [Internet] 2012 [ciatdo 08 Ener 2015] ; 12:[aprox 7p]. Disponible en:http://www.ncbi.nlm.nih.gov/pmc/articles/PMC3806919/
- Michèle Baumann, Sophie Couffignal, Etienne Le Bihan, Nearkasen Chau . Life satisfaction two-year safter stroke on set: the effects of gender, sex occupational status, memoryfunction and quality of life among stroke patients (New sqol) and their family caregivers (Whoqol-bref) in Luxembourg
- Michéle Baumann, Etienne Le Bihan, Kénora Chau, Nearkasen Chau. Associations between quality of life and socioeconomic factors, functional impairments and dissatisfaction with received information and home-care services among survivors living at home two years afters troke on set.
- Morais HCC, Soares AMG, Oliveira ARS, Carvalho CML, Silva MJ, Araujo TL. Burden and modifications in life from the perspective of caregivers for patients after stroke. Rev Lat Am Enfermagem [Internet]. 2012 [acesso em: 30 jun 2013];20(5):944-53. Disponível em: http://dx.doi.org/10.1590/S0104-11692012000500017.
- Moreira RP, Araujo TL, Cavalcante TF, Oliveira ARS, Holanda GF, Morais HCC et al. Cuidador de cliente com acidente vascular encefálico:

associação com diagnósticos de enfermagem. Rev. Eletr. Enf. [Internet] 2010 [acesso em: 30 jun 2013];12(3):425-30. Available from: http://dx.doi.org/10.5216/ree.v12i3.6391.

- Nascimento LC, Moraes ER, Silva JC, Veloso LC, Vale ARMC. Cuidador de idosos: conhecimento disponível na base de dados LILACS. Rev Bras Enferm [Internet]. 2008 [acesso em: 30 jun 2013];61(4):514-7. Disponível em: http://dx.doi.org/10.1590/S0034-71672008000400019.
- Nogueira MAA, Azeredo ZA, Santos AS. Competências do cuidador informal atribuídas pelos enfermeiros comunitários: um estudo Delphi Rev. Eletr. Enf. [Internet]. 2012 [acesso em: 30 jun 2013];14(4):749-59. Disponível em: http://dx.doi.org/10.5216/ree.v14i4.13205.
- Normas para Elaboração de Monografias dos Cursos de Pós-Graduação Lato-sensu. Brasília: UNiCEUB – Centro Universitário de Brasília; 2005.
- Normas e Padrões para elaboração de trabalhos acadêmico-científicos, monografias e teses (ABNT). Muzambinho: Escola Agrotécnica Federal de Muzambinho; 2006.
- Oliveira ARS, Costa AGS, Araujo TL, Aquino PS, Pinheiro AKB, Ximenes LB. 325 . Rev. Eletr. Enf. [Internet]. 2013 abr/jun;15(2):317-25. Disponível em: http://dx.doi.org/10.5216/ree.v15i2.18046. doi: 10.5216/ree.v15i2.18046.
- Oliveira DC, D'Elboux MJ. Estudos nacionais sobre cuidadores familiares de idosos: revisão integrativa. Rev Bras Enferm [Internet]. 2012 [acesso em: 30 jun 2013];65(5):829-38. Disponível em: http://dx.doi.org/10. 1590/S0034-71672012000500017.

- Pacheco Rodríguez, A. (en español). Manual de emergencia médica prehospitalaria. Arán Ediciones. pp. 243. ISBN 8486725941. (2001) http://books.google.es/books?id=rMSyGEUQyS4C&source=gbs_navlinks_s.
- Plumacher R., Zayda, Ferrer-Ocando, Olmedo, Arteaga-Vizcanio, Melvis et al. «Enfermedades cerebro vasculares en pacientes con anemia falciforme» (en español), en la revista Invest. Clín., volumen 45, n.º 1, págs. 43-51, 2004. ISSN 0535-5133. Consultado el 13 de julio de 2010.
- Puig Llobet Montserrat, Moreno Arroyo Carmen. Valoración de enfermería a una persona mayor atendida en atención domiciliaria. Gerokomos [Internet]. 2011 Sep [citado 2014 Dic 06] ; 22(3):[aprox 7p.] . Disponible en: http://scielo.isciii.es/scielo.php?script=sci_arttext&pid=S1134-928X2011000300005&lng=es
- Portaria nº 73, de 10 de Maio de 2001. Estabelece normas de funcionamento de serviços de atenção ao idoso no Brasil, nas modalidades previstas na Política Nacional do Idoso, e aos desafios que o crescimento demográfico impõe ao país. Diário Oficial da União (Brasília). 2001 Mai 14.
- Portaria nº 2.029, de 24 de agosto de 2011. Institui a Atenção Domiciliar no âmbito do Sistema Único de Saúde (SUS). Diário Oficial da União (Brasília). 2011 Ago 25.
- Public Health Agency of Canada. Core Competencies for Public Health in Canada. Release 1.0. Ottawa: Public Health Agency of Canada; 2008.
- Puig Llobet Montserrat, Moreno Arroyo Carmen. Valoración de enfermería a una persona mayor atendida en atención domiciliaria. Gerokomos [Internet]. 2011 Sep [citado 2014 Dic 06] ; 22(3):[aprox 7p.] . Disponible en:

http://scielo.isciii.es/scielo.php?script=sci_arttext&pid=S1134-928X2011000300005&lng=es

- Ramon Luengo-Fernandez, Alastair M. Gray, Linda Bull, Sarah Welch, Fiona Cuthbertson, Peter M. Quality of lifeafter TIA and stroke: Ten-yearresults of the Oxford Vascular Study.Rothwell, Forthe Oxford Vascular Study .Neurology[Internet] . 2013 October[citado 8 Ener 2015] ; 81(18):[aprox 7p.]]. Disponible en :http://www.ncbi.nlm.nih.gov/pmc/articles/PMC3806919/
- Rodrigues LS, Alencar AMPG, Rocha EG. Paciente com acidente vascular encefálico e a rede de apoio familiar. Rev Bras Enferm [Internet]. 2009 [acesso em: 30 jun 2013];62(2): 271-7. Disponível em: http://dx.doi.org/10.1590/S0034-71672009000200016.
- Silva Henao A, Támara Pirela C, Álvarez Escobar A, Londoño Luján M, Marina Alonso P L.Calidad de vida en pacientes post evento cerebrovascular isquémico en dos hospitales de la ciudad de Barranquilla.SaludUninorte. Barranquilla (Col.)[Internet] 2009 [citado 08 enr 2015]; 25, (1):[aprox 7p.] . Disponible en ;http://www.scielo.org.co/pdf/sun/v25n1/v25n1a07.pdf
- Souza CB, Abreu RNDC, Brit EM, Moreira TMM, Silva LMS, Vasconcelos SMM. O cuidado domiciliar de idosos acometidos por acidente vascular cerebral: cuidadores familiares. Rev. enferm. UERJ [Internet]. 2009 [acesso em: 30 jun 2013];17(1):41-5. Disponível em: http://www.revenf.bvs.br/pdf/reuerj/v17n1/v17n1a08.pdf.
- Visser-Meily A, Post M, van de Port I, Maas C, Forstberg-Wärleby G, Lindeman E. Psychosocial functioning of spouses of patients with stroke

from initial inpatient rehabilitation to 3 years poststroke: course and relations with coping strategies. Stroke [Internet]. 2009 [acesso em: 30 jun 2013];40(4):1399-404. Disponível em: http://dx.doi.org/10.1161/STROKEAHA.108.516682.

- V. Díaz-Tapia, J. Gana, M. Sobarzo, A. Jaramillo-Muñoz, S. Illanes-Díez. Estudio sobre la calidad de vida en pacientes con accidente vascular cerebral isquémico. ORIGINAL REV NEUROL [Internet] 2008 [citado 08 Ener 2015] ; 46 (11):[aprox 7p.] . Disponible en :http://www.samfyc.es/pdf/GdTCardioHTA/200915.pdf
- Vidal Soto C. Percepción de la calidad de vida en pacientes que han sufrido Ictus .[Internet] Universidad de Alcala . Departamentos Fisioterapia [citado 08 Ener 2015]. Disponible en :http://dspace.uah.es/dspace/bitstream/handle/10017/18801/PERCEPCION%20DE%20LA%20CALIDAD%20DE%20VIDA%20EN%20PACIENTE%20QUE%20HAN%20SUFRIDO.pdf?sequence=1
- WHO. HEALTH21: an introduction to the health for all policy framework for the WHO European Region. Copenhagen: WHO; 1998.
- Zem-Mascarenhas SH, Barros ACT. O cuidado no domicílio: a visão da pessoa dependente e do cuidador. Rev. Eletr. Enf. [Internet]. 2009 [acesso em: 30 jun 2013];11(1):45-54. Disponível em: http://www.fen.ufg.br/revista/v11/n1/v11n1a06.htm.

ÍNDICE DE ANEXOS

ANEXO 1. VISIÓN HORIZONTAL DE LA TESIS.

Objetivo específico	Indagaciones Teóricas	Indagaciones Empíricas	Capítulo-Epígrafe
1. Determinar los referentes teóricos de calidad de vida en pacientes con Accidente Vascular Encefálico y los procesos de intervención en Enfermería.	Histórico-lógico Análisis documental Sistematización		**CAPÍTULO I. ACERCAMIENTO A LA ENFERMERÍA, CALIDAD DE VIDA, ACCIDENTE VASCULAR ENCEFÁLICO E INTERVENCIONES DE ENFERMERÍA, POSICIONAMIENTOS TEÓRICOS** **1.1. Enfermería. Evolución y desarrollo** **1.2. Calidad de vida. Aspectos esenciales en el abordaje** **1.3. Accidente Vascular Encefálico. Evolución histórica** **1.4 Enfermería como ciencia. Fundamentos**
2. Identificar las dimensiones afectadas de la calidad de vida relacionada con la salud de los pacientes con Accidente Vascular Encefálico en la comunidad de Cazenga.	Análisis documental Sistematización	Cuestionario Cuidadores Pacientes Procesamient o matemático	**CAPÍTULO II. AFECTACIONES EN LA CALIDAD DE VIDA RELACIONADA CON LA SALUD EN LOS PACIENTES CON ACCIDENTE VASCULAR ENCEFÁLICO Y SUS CUIDADORES EN LA COMUNIDAD DE CAZENGA 2.1. Determinación de la variable de estudio** **2.2. Operacionalización de la variable** **2.3. Estado actual del objeto de estudio. Diagnóstico inicial** **2.4. Triangulación de los resultados en el diagnóstico inicial**

Objetivo Específico	Indagaciones Teóricas	Indagaciones Empíricas	Capítulo-Epígrafe
3. Elaborar una Estrategia de Intervención domiciliaria de Enfermería para mejorar la calidad de vida relacionada con la salud a pacientes con Accidente Vascular Encefálico y sus cuidadores en la comunidad de Cazenga.	Modelación Sistémico estructural y funcional		CAPÍTULO III. ESTRUCTURA Y DINÁMICA DE LA ESTRATEGIA DE INTERVENCIÓN DOMICILIARIA DE ENFERMERÍA PARA MEJORAR LA CALIDAD DE VIDA A PACIENTES CON ACCIDENTE VASCULAR ENCEFÁLICO, Y SUS CUIDADORES 3.1. El Proceso de Modelación 3.2. Fundamentos de la Estrategia de intervención domiciliar de Enfermería para mejorar la calidad de vida relacionada con la salud a pacientes con Accidente Vascular Encefálico, y sus cuidadores 3.3. Estrategia de Intervención. Estructura y relaciones entre sus componentes
4. Valorar la Intervención domiciliaria de Enfermería para mejorar la calidad de vida relacionada con la salud a pacientes con Accidente Vascular Encefálico y sus cuidadores en la comunidad de Cazenga.		Cuestionario Especialistas y directivos Procesamiento estadístico	3.4. Análisis de los resultados obtenidos con la ejecución de la Estrategia de Iintervención domiciliaria de Enfermería para mejorar la calidad de vida relacionada con la salud en pacientes con Accidente Vascular Encefálico, y sus cuidadores en la comunidad de Cazenga Triangulación de los resultados de la valoración de la estrategia de intervención domiciliar y su aplicación

ANEXO 2. CUESTIONARIO DE CARACTERIZACIÓN DEL CUIDADOR

Estimado cuidador:
A continuación, deberá responder algunas preguntas con respecto al enfermo que usted cuida, y de algunos aspectos relacionados en el cuidado del mismo. Le pedimos sea lo más sincero posible. Gracias.

Datos del paciente:

1. **Nombres y apellidos: ____**
2. **Edad: _____**
3. **Sexo: ______**

Datos del cuidador:

1. **Nombres y apellidos: ____**
2. **Edad: _____**
3. **Sexo: _____**
4. **Estado conyugal:** Casado___Soltero_____Viudo ____
5. **Nivel educacional:**

   Primaria____ Primaria s/ terminar ___
   Secundaria_____ Secundaria s/terminar ___
   Preuniversitario ___ Preuniversitario s/terminar ____
   Universitario ___ Universitario s/terminar ___ Sin estudios ___
6. **Vínculo laboral:**

   Trabaja en casa____Trabaja fuera_____No trabaja ___
7. **Convivencia con el paciente que cuida:**

   Convive_____No convive ____
8. **¿Qué tiempo hace que cuidad al paciente?**

   Menos de 1 año_____De 1 - 4 años______5 ó más años _____
9. **¿Con qué frecuencia usted cuida al paciente?**

   Todo el tiempo ____ Algunos días ____ Ocasionalmente ____
10. **¿Tiene algún parentesco con el paciente?**

    Hijo ___ Cónyuge ___ Nieto____Hermano______Otros____Ninguno ___
11. **¿Tiene bajo su cuidado a otras personas, además del paciente que cuida?**

    Sí____No ____
12. **¿Por qué motivos usted cuida al paciente?**

    Por lazos afectivos____Porque no hay nadie más que lo cuide ____

Por interés económico____Porque es mi deber ______
Para quedar bien conmigo mismo_____Otras _____

13.¿Tiene alguna información acerca de la enfermedad que sufre su paciente?

Si_____ No _____

14. ¿Cómo cataloga la situación económica actual de su paciente?

Buena _____ Regular _____ Mala _____

15.¿Usted padece de alguna afección a partir de los últimos seis meses? (En caso de respuesta positiva, decir cuál(es).

Si_____ No _____

16. Relacionado Con las actividades de la vida diaria de su paciente, haga alusión al grado de dependencia de éstas en casa una de ellas, según corresponda:

a). Alimentación:

Dependencia total___Dependencia parcial___Independiente _____

b). Continencia:

Dependencia total___Dependencia parcial___Independiente _____

c). Movilidad:

Dependencia total___Dependencia parcial___Independiente _____

d). Uso del retrete:

Dependencia total___Dependencia parcial___Independiente _____

e). Vestirse:

Dependencia total___Dependencia parcial___Independiente _____

f). Bañarse:

Dependencia total___Dependencia parcial___Independiente _____

ANEXO 3. CUESTIONARIO DE CARACTERIZACIÓN DEL PACIENTE

Estimado paciente:
A continuación, deberá responder algunas preguntas con respecto a su enfermedad actual, y algunos aspectos relacionados con su cuidado. Le pedimos sea lo más sincero posible. Gracias.

Datos del paciente:

1. Nombres y apellidos: ____

2. Edad: _____

3. Sexo: ______

4. Nivel educacional:

Primaria____ Primaria s/ terminar ___

Secundaria_____ Secundaria s/terminar ___

Preuniversitario____ Preuniversitario s/terminar ____

Universitario ___ Universitario s/terminar ___ Sin estudios ___

5. ¿Usted padece de alguna afección a partir de los últimos seis meses? (En caso de respuesta positiva, decir cuál(es).

Si_____ No _____

ANEXO 4.

Cuadro 4. Triangulación del diagnóstico inicial (Encuesta No.1)

Instrumentos		Indicadores															
		1.1	1.2	1.3	1.4	1.5	1.6	1.7	1.8	1.9	1.10	1.11	1.12	1.13	1.14	1.15	1.16
Encuesta 1	Alto				84,4%			83,50%			100%	93,81%		93,81%		100%	90,8%
	Medio																
	Bajo					15,4%	26,9%		15,4%						23,72%		

Cuadro 5 . Triangulación del diagnóstico inicial. (Encuesta No.2)

Instrumentos		Indicadores					
		1.1	1.2	1.3	1.4	1.5	1.6
Encuesta No.2	Alto				86,42%		94.84% Dependencia Total
	Medio					59,7%	
	Bajo						15,16% Dependencia Parcial

ANEXO 5.

Encuesta a especialistas para valorar la aplicación de la Estrategia de Intervención domiciliaria coordinada por enfermeros.

Estimado especialista, con el objetivo de mejorar la calidad de vida en los pacientes que han sufrido un AVE, y en sus cuidadores en el domicilio, el autor de esta investigación propone una Estrategia de Intervención domiciliaria coordinada por enfermeros, a tales efectos. Los aspectos que la componen se exploran en las preguntas de esta encuesta, por lo que será de gran ayuda sus respuestas a las mismas.

1. El diseño de una Estrategia de Intervención domiciliaria coordinada por enfermeros es una propuesta que considero adecuada…

Mucha: _____ Poca: _____ Nada:_____.

2. Considero que el diseño propuesto da respuesta a una necesidad social sentida.

Mucha: _____ Poca: _____ Nada:_____.

3. El carácter sistémico de los componentes y etapas propuestas en la Estrategia de Intervención domiciliaria lo considero adecuada...

Mucha: _____ Poca: _____ Nada:_____.

4. La concepción humanista de la Estrategia de Intervención domiciliaria, es un elemento que lo considero adecuado...

Mucha: _____ Poca: _____ Nada:_____.

5. La estructura de la Estrategia de Intervención domiciliaria propuesta, la considero adecuado...

Mucha: _____ Poca: _____ Nada:_____.

6. Las alternativas de acciones propuestas para cada etapa y/o fase de la Estrategia de Intervención domiciliaria, la considero adecuado...

Mucha: _____ Poca: _____ Nada:_____.

7. Considero que la Estrategia de Intervención domiciliaria coordinada por enfermeros contribuirá al mejoramiento de la calidad de vida en pacientes post AVE...

Mucha: _____ Poca: _____ Nada:_____.

8. Considero que la Estrategia de Intervención domiciliaria coordinada por enfermeros contribuirá al mejoramiento de la calidad de vida de los cuidadores.

Mucha: _____ Poca: _____ Nada:_____.

Anexo 5. Modelo para el procesamiento de la aplicación del modelo.

Criterios de los especialistas. (n=51)

Categorías de evaluación:

Grado: 3---Mucho: M, Grado: 2---- Poco: P, Grado: 1---- Nada: N,

Aspecto a evaluar	Categorías de

	evaluación		
	3	2	1
1. El diseño de una Estrategia de Intervención domiciliaria coordinada por enfermeros es una propuesta que considero …	M	P	N
2. Considero que el diseño propuesto da respuesta a una necesidad social sentida …	M	P	N
3. El carácter sistémico de los componentes y etapas propuestas en la Estrategia de Intervención domiciliaria lo considero …	M	P	N
4. La concepción humanista de la Estrategia de Intervención domiciliaria, es un elemento que lo considero …	M	P	N
5. La estructura de la Estrategia de Intervención domiciliaria propuesta , la considero …	M	P	N
6. Las alternativas de acciones propuestas para cada etapa y/o fase de la Estrategia de Intervención domiciliaria, la considero …	M	P	N
7. Considero que la Estrategia de Intervención domiciliaria coordinada por enfermeros contribuirá al mejoramiento de la calidad de vida en pacientes post AVE …	M	P	N
8. Considero que la Estrategia de Intervención domiciliaria coordinada por enfermeros contribuirá al mejoramiento de la calidad de vida de los cuidadores. …	M	P	N

Para la constatación de la significación de las diferencias entre las categorías de evaluación según las frecuencias absolutas, según el cálculo porcentual por categorías y de la moda obtenidas en la muestra para la población se consideró la prueba ji-cuadrado de bondad de ajuste con un nivel de significación de error α=0,01 o α=0,05 y para la significación de la mediana se consideró la prueba de Kolmogorov-Smirnov de bondad de ajuste con nivel de significación de error α=0,01 o α=0,05.

1. Criterios de los especialistas sobre el diseño de una Estrategia de Intervención domiciliaria coordinada por enfermeros.	M	P	N	Md	Mo
Cantidades por categorías	40	11	0	M	M

1. Criterios de los especialistas sobre el diseño de una Estrategia de Intervención domiciliaria coordinada por enfermeros.	Categorías de evaluación			Tendencia central	
	M	P	N	Md	Mo
	40	11	0	M	M
Frecuencia acumulada.	40	51	51		
Frecuencia relativa acumulada.	0,4873	1	1		
Frecuencia relativa acumulada. Distribución Teórica.	0,33	0,66	1		
Diferencia. Frecuencia relativa acumulada.	0,1573	0,34	0		

D_{MAX} = 0,34, D_t =0,0821 Como D_{MAX} = 0,34> D_t =0,0821 entonces, la mediana es confiable en la población con un 99% de confiabilidad, según la prueba de Kolmogorov-Smirnov de bondad de ajuste.

1. Criterios de los especialistas sobre el diseño de una Estrategia de Intervención domiciliaria coordinada por enfermeros.	Categorías de evaluación			Tendencia central	
	M	P	N	Md	Mo
	40	11	0	M	M
Frecuencia de distribución teórica.	17	17	17		

Al considerar la prueba ji-cuadrado de bondad de ajuste:

$$\chi_c^2 = \frac{(40-17)^2}{17} + \frac{(11-17)^2}{17} + \frac{(0-17)^2}{17} = 31{,}1176 + 2{,}1176 + 17 = 50,\ 2352$$

Con g.l. = k-1 = 3-1 = 2, nivel de significación del error α= 0,01, se tiene $\chi_t^2 = 13{,}2767$.

Como $\chi_c^2 > \chi_t^2$ las diferencias entre las categorías de evaluación son significativas y la moda se extiende a la población, según la prueba ji-cuadrado de bondad de ajuste con un 99% de confiabilidad.

2. Criterios de los especialistas sobre el diseño propuesto da respuesta a una necesidad social sentida.	M	P	N	Md	Mo
Cantidades por categorías	45	6	0	M	M

2. Criterios de los especialistas sobre el diseño propuesto da respuesta a una necesidad social sentida.	Categorías de evaluación			Tendencia central	
	M	P	N	Md	Mo
	45	6	0	M	M
Frecuencia acumulada.	45	51	51		
Frecuencia relativa acumulada.	0,8823	1	1		
Frecuencia relativa acumulada. Distribución Teórica.	0,33	0,66	1		
Frecuencia relativa acumulada.	0,5523	0,34	0		

D_{MAX} = 0,5523, D_t =0,0821 Como D_{MAX} = 0,5523 > D_t =0,0821 entonces, la mediana es confiable en la población con un 99% de confiabilidad, según la prueba de Kolmogorov-Smirnov de bondad de ajuste.

2. Criterios de los especialistas sobre el diseño propuesto da respuesta a una necesidad social sentida.	Categorías de evaluación			Tendencia central	
	M	P	N	Md	Mo
	45	6	0	M	M

Frecuencia de distribución Teórica.	17	17	17		

Al considerar la prueba ji-cuadrado de bondad de ajuste:

$$\chi_c^2 = \frac{(45-17)^2}{17} + \frac{(6-17)^2}{17} + \frac{(0-17)^2}{17} = 46{,}1176 + 7{,}1176 + 17 = 70{,}\ 2352$$

Con g.l. = k-1 = 3-1 = 2, nivel de significación del error α= 0,01, se tiene $\chi_t^2 = 13{,}2767$.

Como $\chi_c^2 > \chi_t^2$ las diferencias entre las categorías de evaluación son significativas y la moda se extiende a la población, según la prueba ji-cuadrado de bondad de ajuste con un 99% de confiabilidad.

3. Criterios de los especialistas sobre el carácter sistémico de los componentes y etapas propuestas en la Estrategia de Intervención domiciliaria.	M	P	N	Md	Mo
Cantidades por categorías	40	11	0	M	M

3. Criterios de los especialistas sobre el carácter sistémico de los componentes y etapas propuestas en la Estrategia de Intervención domiciliaria.	Categorías de evaluación			Tendencia central	
	M	P	N	Md	Mo
	40	11	0	M	M
Frecuencia acumulada.	40	51	51		
Frecuencia relativa acumulada.	0,4873	1	1		
Frecuencia relativa acumulada. Distribución Teórica.	0,33	0,66	1		
Diferencia Frecuencia relativa acumulada.	0,1573	0,34	0		

D_{MAX} = 0,34, D_t =0,0821 Como D_{MAX} = 0,34> D_t =0,0821 entonces, la mediana es confiable en la población con un 99% de confiabilidad, según la prueba de

Kolmogorov-Smirnov de bondad de ajuste.

3. Criterios de los especialistas sobre el carácter sistémico de los componentes y etapas propuestas en la Estrategia de Intervención domiciliaria.	Categorías de evaluación			Tendencia central	
	M	P	N	Md	Mo
	40	11	0	M	M
Frecuencia de distribución Teórica.	17	17	17		

Al considerar la prueba ji-cuadrado de bondad de ajuste:

$$\chi_c^2 = \frac{(40-17)^2}{17} + \frac{(11-17)^2}{17} + \frac{(0-17)^2}{17} = 31{,}1176 + 2{,}1176 + 17 = 50,\ 2352$$

Con g.l. = k-1 = 3-1 = 2, nivel de significación del error α= 0,01, se tiene $\chi_t^2 = 13{,}2767$.

Como $\chi_c^2 > \chi_t^2$ las diferencias entre las categorías de evaluación son significativas y la moda se extiende a la población, según la prueba ji-cuadrado de bondad de ajuste con un 99% de confiabilidad.

4. Criterios de los especialistas sobre la concepción humanista de la Estrategia de Intervención domiciliaria.	M	P	N	Md	Mo
Cantidades por categorías	40	11	0	M	M

4. Criterios de los especialistas sobre la concepción humanista de la Estrategia de Intervención domiciliaria.	Categorías de evaluación			Tendencia central	
	M	P	N	Md	Mo
	40	11	0	M	M
Frecuencia acumulada.	40	51	51		
Frecuencia relativa acumulada.	0,4873	1	1		
Frecuencia relativa acumulada.	0,33	0,66	1		

Distribución Teórica.					
Diferencia Frecuencia relativa acumulada.	0,1573	0,34	0		

D_{MAX} = 0, 34, Dt =0,0821 Como D_{MAX} = 0,34> D_t =0,0821 entonces, la mediana es confiable en la población con un 99% de confiabilidad, según la prueba de Kolmogorov-Smirnov de bondad de ajuste.

4. Criterios de los especialistas sobre la concepción humanista de la Estrategia de Intervención domiciliaria.	Categorías de evaluación			Tendencia central	
	M	P	N	Md	Mo
	40	11	0	M	M
Frecuencia de distribución Teórica.	17	17	17		

Al considerar la prueba ji-cuadrado de bondad de ajuste:

$$\chi_c^2 = \frac{(40-17)^2}{17} + \frac{(11-17)^2}{17} + \frac{(0-17)^2}{17} = 31{,}1176 + 2{,}1176 + 17 = 50{,}2352$$

Con g.l. = k-1 = 3-1 = 2, nivel de significación del error α= 0,01, se tiene $\chi_t^2 = 13{,}2767$.

Como χ_c^2 > χ_t^2 las diferencias entre las categorías de evaluación son significativas y la moda se extiende a la población, según la prueba ji-cuadrado de bondad de ajuste con un 99% de confiabilidad.

5. Criterios de los especialistas sobre la estructura de la Estrategia de Intervención domiciliaria propuesta.	M	P	N	Md	Mo
Cantidades por categorías	50	1	0	M	M

5. Criterios de los especialistas sobre la estructura de la Estrategia	Categorías de evaluación			Tendencia central	
	M	P	N	Md	Mo

de Intervención domiciliaria propuesta.	50	1	0	M	M
Frecuencia acumulada.	50	51	51		
Frecuencia relativa acumulada.	0,9803	1	1		
Frecuencia relativa acumulada. Distribución Teórica.	0,33	0,66	1		
Diferencia Frecuencia relativa acumulada.	0,6503	0,34	0		

D_{MAX} = 0,6503, D_t =0,0821 Como D_{MAX} = 0,6503> D_t =0,0821 entonces, la mediana es confiable en la población con un 99% de confiabilidad, según la prueba de Kolmogorov-Smirnov de bondad de ajuste.

5. Criterios de los especialistas sobre la estructura de la Estrategia de Intervención domiciliaria propuesta.	Categorías de evaluación			Tendencia central	
	M	P	N	Md	Mo
	50	1	0	M	M
Frecuencia de distribución teórica.	17	17	17		

Al considerar la prueba ji-cuadrado de bondad de ajuste:

$$\chi_c^2 = \frac{(50-17)^2}{17} + \frac{(1-17)^2}{17} + \frac{(0-17)^2}{17} = 64{,}0588 + 15{,}0588 + 17 = 96{,}1176$$

Con g.l. = k-1 = 3-1 = 2, nivel de significación del error α= 0,01, se tiene $\chi_t^2 = 13{,}2767$.

Como χ_c^2 > χ_t^2 las diferencias entre las categorías de evaluación son significativas y la moda se extiende a la población, según la prueba ji-cuadrado de bondad de ajuste con un 99% de confiabilidad.

6. Criterios de los especialistas sobre las alternativas de acciones propuestas para cada etapa y/o fase de la Estrategia de Intervención	M	P	N	Md	Mo

domiciliaria.					
Cantidades por categorías	38	13	0	M	M

6. Criterios de los especialistas sobre las alternativas de acciones propuestas para cada etapa y/o fase de la Estrategia de Intervención domiciliaria.	Categorías de evaluación			Tendencia central	
	M	P	N	Md	Mo
	38	13	0	M	M
Frecuencia acumulada.	38	51	51		
Frecuencia relativa acumulada.	0,7450	1	1		
Frecuencia relativa acumulada. Distribución Teórica.	0,33	0,66	1		
Diferencia Frecuencia relativa acumulada.	0,4150	0,34	0		

D_{MAX} = 0,4150, D_t =0,0821 Como D_{MAX} = 0,4150 > D_t =0,0821 entonces, la mediana es confiable en la población con un 99% de confiabilidad, según la prueba de Kolmogorov-Smirnov de bondad de ajuste.

6. Criterios de los especialistas sobre las alternativas de acciones propuestas para cada etapa y/o fase de la Estrategia de Intervención domiciliaria.	Categorías de evaluación			Tendencia central	
	M	P	N	Md	Mo
	38	13	0	M	M
Frecuencia de distribución teórica.	17	17	17		

Al considerar la prueba ji-cuadrado de bondad de ajuste:

$$\chi_c^2 = \frac{(38-17)^2}{17} + \frac{(13-17)^2}{17} + \frac{(0-17)^2}{17} = 25{,}9411 + 0{,}9411 + 17 = 43,\ 9822$$

Con g.l. = k-1 = 3-1 = 2, nivel de significación del error α= 0,01, se tiene $\chi_t^2 = 13{,}2767$.

Como χ_c^2 > χ_t^2 las diferencias entre las categorías de evaluación son significativas y la moda se extiende a la población, según la prueba ji-cuadrado de bondad de ajuste con un 99% de confiabilidad.

7. Criterios de los especialistas sobre la contribución de la Estrategia de Intervención domiciliaria coordinada por enfermeros al mejoramiento de la calidad de vida en pacientes post AVE.	M	P	N	Md	Mo
Cantidades por categorías	44	7	0	M	M

7. Criterios de los especialistas sobre la contribución de la Estrategia de Intervención domiciliaria coordinada por enfermeros al mejoramiento de la calidad de vida en pacientes post AVE.	Categorías de evaluación			Tendencia central	
	M	P	N	Md	Mo
	44	7	0	M	M
Frecuencia acumulada.	44	51	51		
Frecuencia relativa acumulada.	0,8620	1	1		
Frecuencia relativa acumulada. Distribución Teórica.	0,33	0,66	1		
Diferencia Frecuencia relativa acumulada.	0,5320	0,34	0		

D_{MAX} = 0,5320, D_t =0,0821 Como D_{MAX} = 0,5320 > D_t =0,0821 entonces, la mediana es confiable en la población con un 99% de confiabilidad, según la prueba de Kolmogorov-Smirnov de bondad de ajuste.

7. Criterios de los especialistas sobre la contribución de la Estrategia de Intervención domiciliaria coordinada por	Categorías de evaluación			Tendencia central	
	M	P	N	Md	Mo
	44	7	0	M	M

enfermeros al mejoramiento de la calidad de vida en pacientes post AVE.					
Frecuencia de distribución teórica.	17	17	17		

Al considerar la prueba ji-cuadrado de bondad de ajuste:

$$\chi_c^2 = \frac{(44-17)^2}{17} + \frac{(7-17)^2}{17} + \frac{(0-17)^2}{17} = 42{,}8823 + 5{,}8823 + 17 = 60,\ 7646$$

Con g.l. = k-1 = 3-1 = 2, nivel de significación del error α= 0,01, se tiene $\chi_t^2 = 13{,}2767$.

Como χ_c^2 > χ_t^2 las diferencias entre las categorías de evaluación son significativas y la moda se extiende a la población, según la prueba ji-cuadrado de bondad de ajuste con un 99% de confiabilidad.

8. Criterios de los especialistas sobre la contribución de la Estrategia de Intervención domiciliaria coordinada por enfermeros al mejoramiento de la calidad de vida de los cuidadores.	M	P	N	Md	Mo
Cantidades por categorías	44	7	0	M	M

8. Criterios de los especialistas sobre la contribución de la Estrategia de Intervención domiciliaria coordinada por enfermeros al mejoramiento de la calidad de vida de los cuidadores.	Categorías de evaluación			Tendencia central	
	M	P	N	Md	Mo
	44	7	0	M	M
Frecuencia acumulada.	44	51	51		
Frecuencia relativa acumulada.	0,8620	1	1		

Frecuencia relativa acumulada. Distribución Teórica.	0,33	0,66	1		
Diferencia Frecuencia relativa acumulada.	0,5320	0,34	0		

D_{MAX} = 0,5320, D_t =0,0821 Como D_{MAX} = 0,5320 > D_t =0,0821 entonces, la mediana es confiable en la población con un 99% de confiabilidad, según la prueba de Kolmogorov-Smirnov de bondad de ajuste.

8. Criterios de los especialistas sobre la contribución de la Estrategia de Intervención domiciliaria coordinada por enfermeros al mejoramiento de la calidad de vida de los cuidadores.	Categorías de evaluación			Tendencia central	
	M	P	N	Md	Mo
	44	7	0	M	M
Frecuencia de distribución teórica.	17	17	17		

Al considerar la prueba ji-cuadrado de bondad de ajuste:

$$\chi_c^2 = \frac{(44-17)^2}{17} + \frac{(7-17)^2}{17} + \frac{(0-17)^2}{17} = 42{,}8823 + 5{,}8823 + 17 = 60{,}7646$$

Con g.l. = k-1 = 3-1 = 2, nivel de significación del error α= 0,01, se tiene $\chi_t^2 = 13{,}2767$.

Como χ_c^2 > χ_t^2 las diferencias entre las categorías de evaluación son significativas y la moda se extiende a la población, según la prueba ji-cuadrado de bondad de ajuste con un 99% de confiabilidad.

ANEXO 6. Modelo para el procesamiento de la aplicación del modelo.

Criterios de los directivos. (n=31)

Categorías de evaluación:

C1 - Muy adecuado, C2 - Bastante adecuado, C3 - Adecuado,

C4 - Poco adecuado C5 - No adecuado.

Aspecto a evaluar	C1	C2	C3	C4	C5
1. El diseño de una Estrategia de Intervención domiciliaria coordinada por enfermeros.					
2. El diseño propuesto da respuesta a una necesidad social sentida.					
3. El carácter sistémico de los componentes y etapas propuestas en la Estrategia de Intervención domiciliaria.					
4. La concepción humanista de la Estrategia de Intervención domiciliaria.					
5. La estructura de la Estrategia de Intervención domiciliaria propuesta.					

6. Las alternativas de acciones propuestas para cada etapa y/o fase de la Estrategia de Intervención domiciliaria.					
7. Considero que la Estrategia de Intervención domiciliaria coordinada por enfermeros contribuirá al mejoramiento de la calidad de vida en pacientes post AVE.					
8. Considero que la Estrategia de Intervención domiciliaria coordinada por enfermeros contribuirá al mejoramiento de la calidad de vida de los cuidadores.					

ANEXO 7. Encuesta para consulta a directivos.

Estimado colega a continuación se le entrega anexo un resumen donde aparece la Estrategia de Intervención domiciliaria coordinada por enfermeros para el mejoramiento de la calidad de vida en pacientes post AVE y en sus cuidadores. Evalúe cada aspecto de la operacionalización propuesta utilizando una de las categorías:

1. Considero el diseño de una Estrategia de Intervención domiciliaria coordinada por enfermeros.

Muy adecuado: ____ Bastante adecuado: _____ Adecuado: _____

Poco adecuado:_____ No adecuado: _____

2. Considero que el diseño propuesto da respuesta a una necesidad social sentida.

Muy adecuado: _____ Bastante adecuado: ______ Adecuado: ______
Poco adecuado:______ No adecuado: ______

3. Considero el carácter sistémico de los componentes y etapas propuestas en la Estrategia de Intervención domiciliaria.

Muy adecuado:_____Bastante adecuado:______Adecuado: _______
Poco adecuado:_____ No adecuado: _____

4. Considero la concepción humanista de la Estrategia de Intervención domiciliaria, como un elemento.

Muy adecuado:_____Bastante adecuado:______Adecuado: _______
Poco adecuado:_____ No adecuado: _____

5. Considero la estructura de la Estrategia de Intervención domiciliaria propuesta.

Muy adecuado:_____Bastante adecuado:______Adecuado: _______
Poco adecuado:_____ No adecuado: _____

6. Considero las alternativas de acciones propuestas para cada etapa y/o fase de la Estrategia de Intervención domiciliaria.

Muy adecuado:_____Bastante adecuado:______Adecuado: _______
Poco adecuado:_____ No adecuado: _____

7. Considero que la Estrategia de Intervención domiciliaria coordinada por enfermeros contribuirá al mejoramiento de la calidad de vida en pacientes post de una manera:

Muy adecuado:___Bastante adecuado: ____ Adecuado:___Poco adecuado: _____
No adecuado: ______

8. Considero que la Estrategia de Intervención domiciliaria coordinada por enfermeros contribuirá al mejoramiento de la calidad de vida de los cuidadores de una manera:

Muy adecuado:_____Bastante adecuado:______Adecuado: _______
Poco adecuado:_____ No adecuado: _____

ANEXO 8. Procesamiento estadístico de la consulta a directivos.

Frecuencia absoluta observada						
	MA	BA	A	PA	I	Comp. Mediana
1	31	0	0	0	0	M.A.
2	25	4	2	0	0	M.A.
3	25	4	2	0	0	M.A.
4	28	2	1	0	0	M.A.

Frec. acumulada observada					
	MA	BA	A	PA	I
1	31	31	31	31	31
2	25	29	31	31	31
3	25	29	31	31	31
4	28	30	31	31	31

5	29	1	1	0	0	M.A.
6	29	1	1	0	0	M.A.
7	29	1	1	0	0	M.A.
8	29	1	1	0	0	M.A.

5	29	30	31	31	31
6	29	30	31	31	31
7	29	30	31	31	31
8	29	30	31	31	31

Frecuencia relativa acumulada observada					
	MA	BA	A	PA	I
1	1	1	1	1	1
2	0,8065	0,9355	1	1	1
3	0,8065	0,9677	1	1	1
4	0,9032	0,9677	1	1	1
5	0,9355	0,9677	1	1	1
6	0,9355	0,9677	1	1	1
7	0,9355	0,9677	1	1	1
8	0,9355	0,9677	1	1	1

Dif. abs. frec. relativa acumuladas observadas y teóricas						
	MA	BA	A	PA	I	
1	0,8	0,6	0,4	0,2	0	0,8>0,29
2	0,6065	0,5355	0,4	0,2	0	0,60>0,29
3	0,6065	0,5355	0,4	0,2		0,60>0,29
4	0,7032	0,5677	0,4	0,2	0	0,70>0,29
5	0,7355	0,5677	0,4	0,2	0	0,73>0,29
6	0,7355	0,5677	0,4	0,2	0	0,73>0,29
7	0,7355	0,5677	0,4	0,2	0	0,73>0,29
8	0,7355	0,5677	0,4	0,2	0	0,73>0,29

Frecuencia relativa acumulada esperada

MA	BA	A	PA	I
0,2	0,4	1	0,8	1

n=31 α=0,01 D_K=0,290 $D_{Max,0} > D_K$

Luego la frecuencia de las evaluaciones es de muy adecuada en un nivel de significación del error del 1%.

El valor de las medianas es confiable con un nivel de confiabilidad del 99,9% según la prueba de kolmogorov-Smirnov

ANEXO 9. Algunas de las estrategias empleada ante el paciente o el cuidador iletrado.

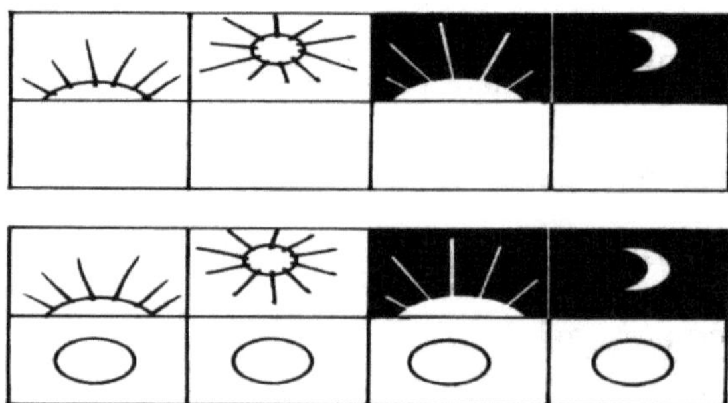

Figura 1. Para lembrar à pessoa que não sabe ler quando ela deve tornar o remédio, pode-se dar um impresso como este. Nos quadrinhos em branco desenhe a quantidade de medicamento que ela deve tomar. É preciso explicar com cuidado o que o desenho significa.)

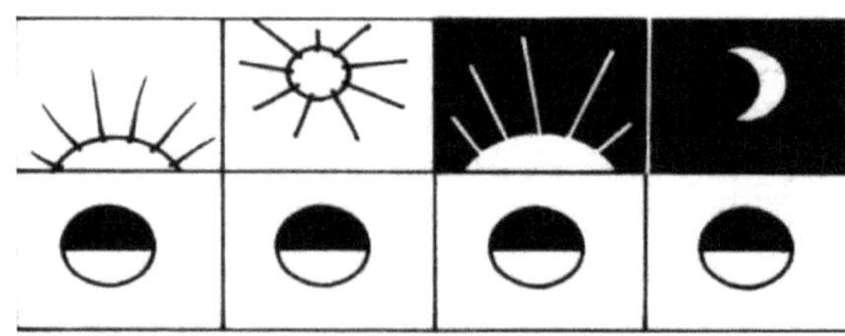

Figura 2. Desenho para o paciente analfabeto significando tomas ½ comprimido x/dia.

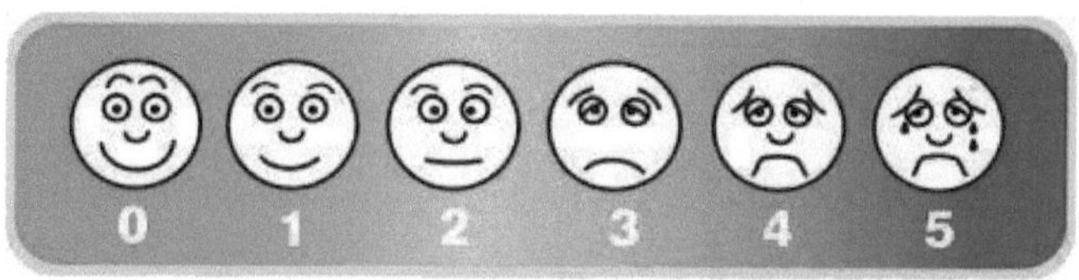

Figura 3. ESCALA DE DOR.

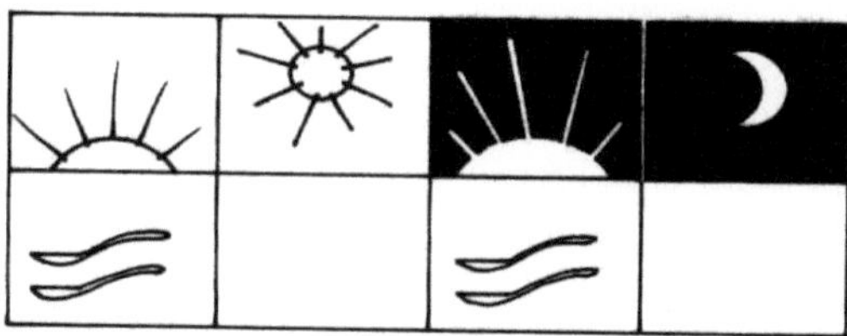

Figura 4. Desenho para o paciente analfabeto significando tornar 2 colheres de chá 2x/dia.

Anexo 10. Imágenes de la Comunidad de Cazenga.

El Cazenga está situado al sureste del centro de la ciudad de Luanda y tiene una población superior a 1.250.000; Eso hace que el Cazenga es la segunda comuna más poblada de Luanda después de Viana. Sin embargo, las estimaciones de la población de Luanda varían.

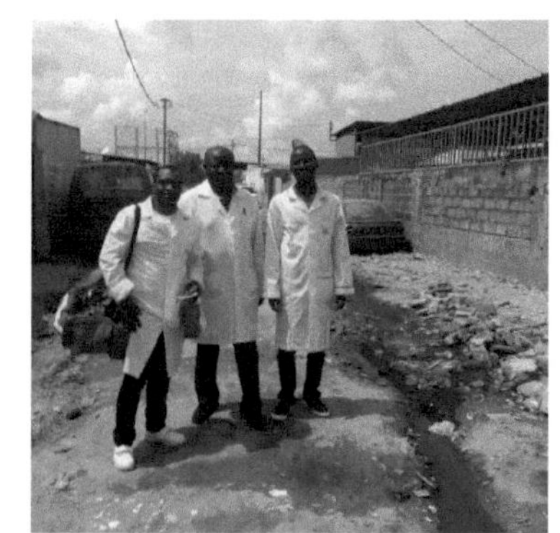

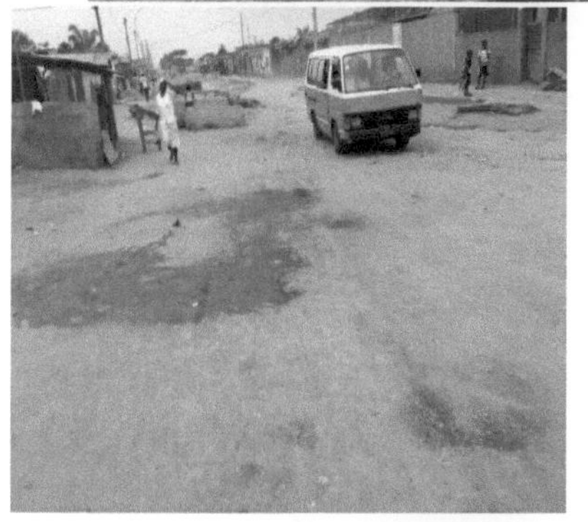

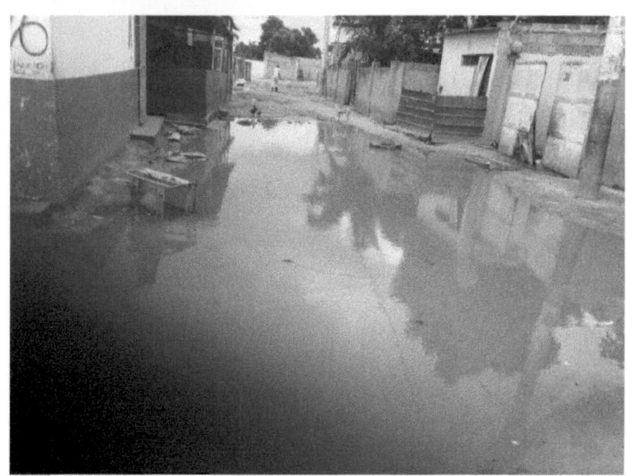

Figuras 1. Parte del equipo de trabajo. **2 y 3** En Cazenga no existe un sistema de trazado urbano, ni se dispone de alcantarillado para los residuales líquidos

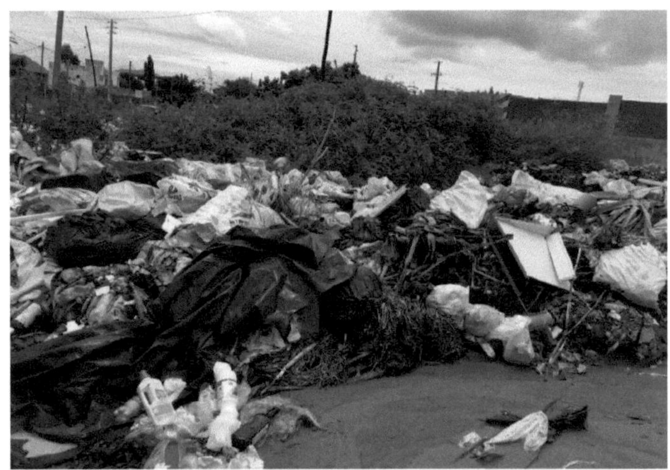

Figura 4. En Cazenga tampoco existe un adecuado sistema para la disposición de los residuales sólidos

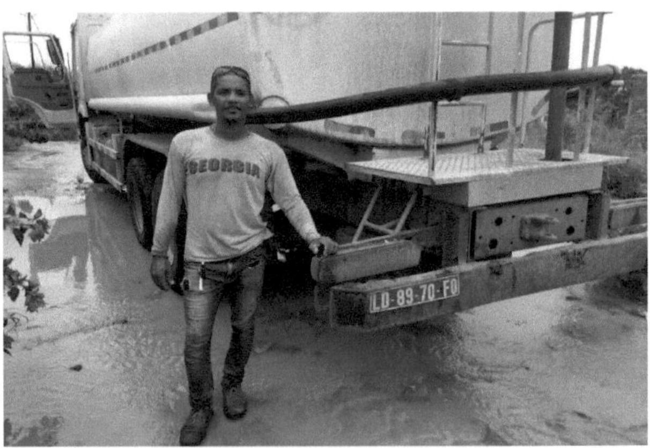

Figura 5. En Cazenga no existe un sistema de acueducto para el abastecimiento de agua potable a la población. El sistema de abastecimiento es a través de carros cisternas ("pipas de agua"), lo cual no es gratis

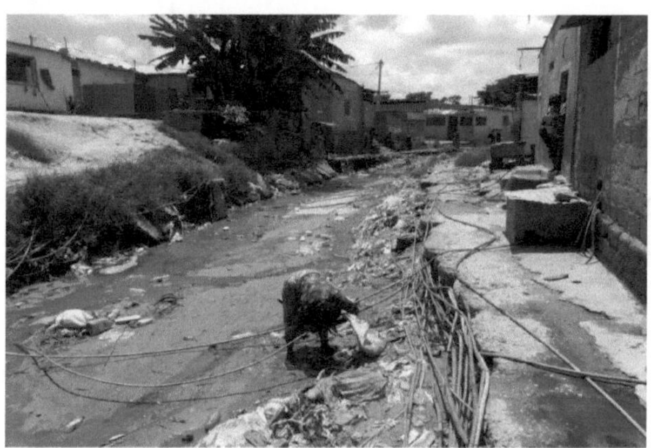

Figura 6. En Cazenga las condiciones higiénico – sanitarias, no son las mejores

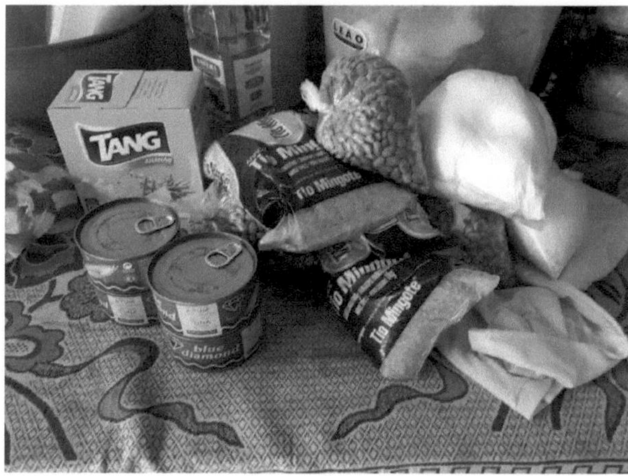

Figura 7. Como parte de la Estrategia de Intervención Domiciliaria, se muestra la ayuda ofrecida en el hogar del paciente afectado de un Accidente Vascular Encefálico.

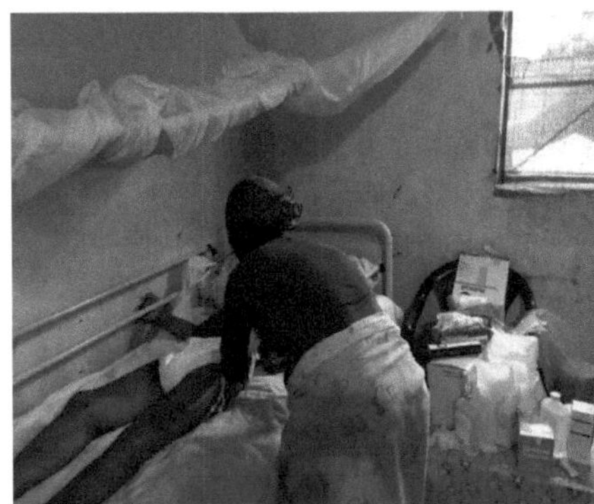

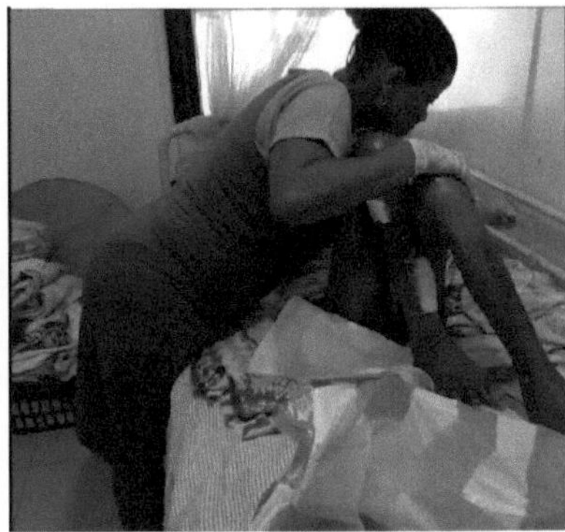

Figuras 8 y 9. Obsérvese a cuidadoras al brindar cuidados a sus pacientes aquejados de un AVE. Puede verse, además los materiales aportados como parte de la Estrategia de Intervención domiciliar, incluida la cama.

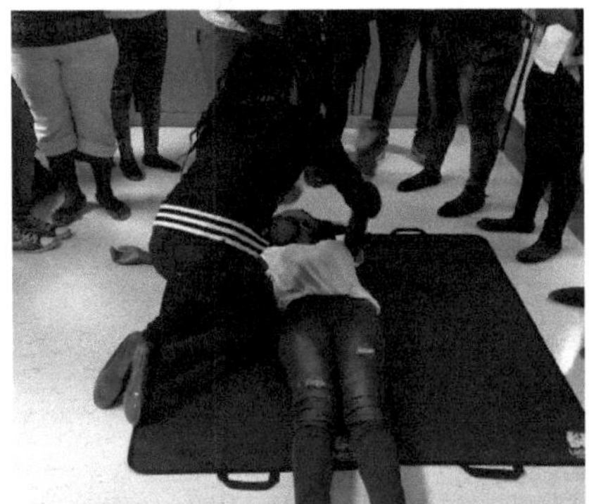

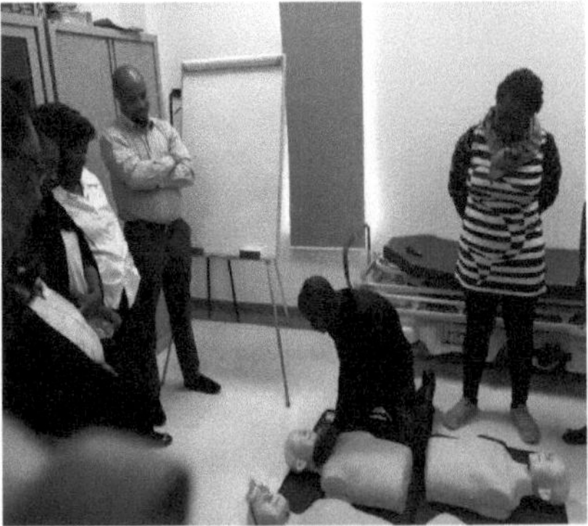

Figuras 10 y 11. Obsérvese parte de la preparación del cuidador antes de producirse el alta hospitalaria (Primer Momento de la Etapa de ejecución Pre Alta).

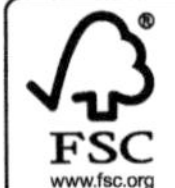

MIX
Papier aus verantwortungsvollen Quellen
Paper from responsible sources
FSC® C105338

Printed by Books on Demand GmbH, Norderstedt / Germany